DAS BESONDERE HOCHBEET BUCH

MIT DER CLEVEREN HEILKRÄUTER APOTHEKE DURCHS JAHR

Das Hochbeet bepflanzen und sich selbst heilen mit den **40 wichtigsten Kräutern**

INHALTSVERZEICHNIS

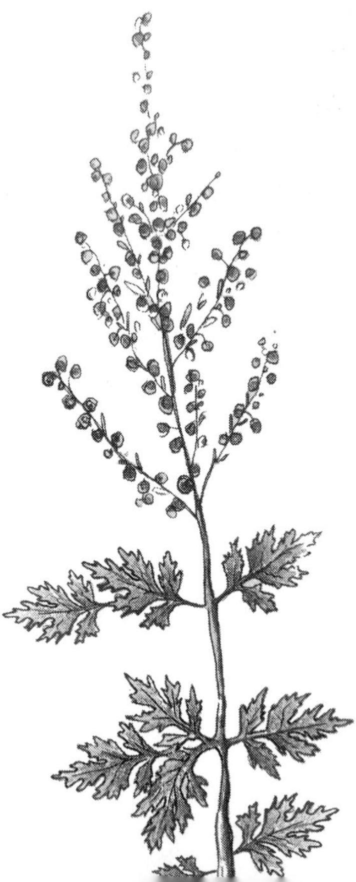

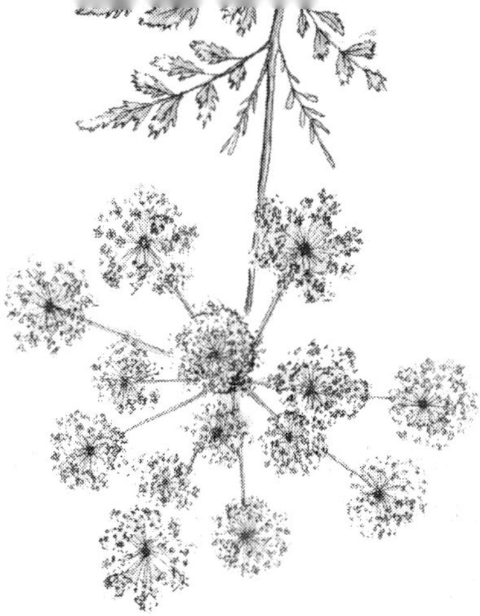

ALPHABETISCHES SCHNELLREGISTER FÜR EINSATZMÖGLICHKEITEN DER HEILKRÄUTER AUS KAPITEL 2

Abgeschlagenheit	Heilkraut	7	Basilikum	Seite 32
Appetitlosigkeit	Heilkraut	34	Tausendgüldenkraut	Seite 76
	Heilkraut	38	Zimt	Seite 82
Arthrose	Heilkraut	4	Arnika	Seite 26
Asthma	Heilkraut	13	Huflattich	Seite 42
Atemwegs-erkrankungen	Heilkraut	26	Oregano	Seite 62
Beruhigung	Heilkraut	5	Baldrian	Seite 28
Blasenentzündung	Heilkraut	29	Römische Kamille	Seite 68
Bronchitis	Heilkraut	13	Huflattich	Seite 42
	Heilkraut	35	Thymian	Seite 78
Depressionen	Heilkraut	15	Johanniskraut	Seite 46
Durchblutungs-störungen	Heilkraut	6	Bärlauch	Seite 29
	Heilkraut	32	Schafgarbe	Seite 73
Energiespendend, Stärkung	Heilkraut	30	Rosmarin	Seite 69
Entgiftung	Heilkraut	22	Löwenzahn	Seite 56

Erkältungskrankheiten	Heilkraut	2	Ampfer	Seite 21
	Heilkraut	3	Anis	Seite 23
	Heilkraut	9	Eukalyptus	Seite 34
	Heilkraut	17	Kamille	Seite 48
	Heilkraut	23	Majoran	Seite 57
	Heilkraut	36	Veilchen	Seite 79
Erschöpfung	Heilkraut	34	Tausendgüldenkraut	Seite 76
Fasten/ Entschlackung	Heilkraut	19	Kerbel	Seite 51
Fieber	Heilkraut	34	Tausendgüldenkraut	Seite 76
Frühjahrskur	Heilkraut	33	Schlüsselblume	Seite 74
Gefäßreinigung	Heilkraut	6	Bärlauch	Seite 29
Halsentzündung	Heilkraut	4	Arnika	Seite 26
	Heilkraut	31	Salbei	Seite 71
Halsschmerzen	Heilkraut	4	Arnika	Seite 26
	Heilkraut	26	Oregano	Seite 62

Insektenstiche	Heilkraut	7	Basilikum	Seite 32
	Heilkraut	37	Wermut	Seite 80
Keuchhusten	Heilkraut	35	Thymian	Seite 78
Kopfschmerzen	Heilkraut	24	Minze	Seite 58
Magen-Darm-Beschwerden	Heilkraut	1	Aloe Vera	Seite 18
	Heilkraut	3	Anis	Seite 23
	Heilkraut	8	Bohnenkraut	Seite 33
	Heilkraut	10	Fenchel	Seite 37
	Heilkraut	12	Gänsedistel	Seite 40
	Heilkraut	17	Kamille	Seite 48
	Heilkraut	20	Kümmel	Seite 53
	Heilkraut	27	Piment	Seite 64
Menstruations-beschwerden	Heilkraut	11	Frauenmantel	Seite 39
	Heilkraut	18	Kardamom	Seite 50
	Heilkraut	32	Schafgarbe	Seite 73
Müdigkeit	Heilkraut	7	Basilikum	Seite 32
Mundgeruch	Heilkraut	18	Kardamom	Seite 50
	Heilkraut	20	Kümmel	Seite 53

Stimmung/ Gemüt heben	Heilkraut	8	Bohnenkraut	Seite 33
Verdauungs-störungen	Heilkraut	7	Basilikum	Seite 32
Verstopfung	Heilkraut	1	Aloe Vera	Seite 18
	Heilkraut	37	Wermut	Seite 80
Wechseljahres-beschwerden	Heilkraut	11	Frauenmantel	Seite 39
Windelausschlag	Heilkraut	29	Römische Kamille	Seite 68
Wundheilung	Heilkraut	1	Aloe Vera	Seite 18
	Heilkraut	23	Majoran	Seite 57
	Heilkraut	32	Schafgarbe	Seite 73
Zahnfleisch-entzündungen	Heilkraut	1	Aloe Vera	Seite 18
Zahnschmerzen	Heilkraut	27	Piment	Seite 64

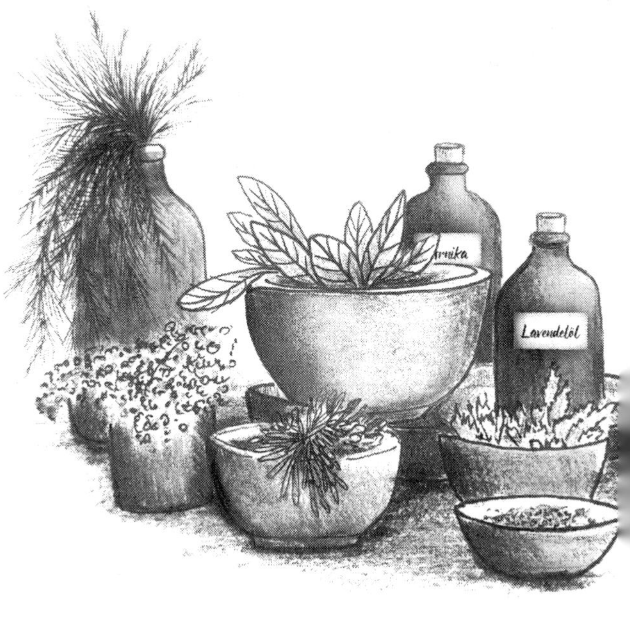

KAPITEL 1 DAS HOCHBEET

1.1. DEFINITION

Die meisten von Ihnen, liebe Leser, werden sich inzwischen dazu entschlossen haben, ein Hochbeet zu kaufen oder selbst eines zu bauen. Und vielleicht wissen Sie auch bereits, dass Sie Heilkräuter pflanzen möchten. Kräuter, mit denen Sie typische Alltagsbeschwerden lindern oder beseitigen sowie neben der medizinischen Nutzung zum Kochen verwenden können. Über die spezifischen Symptome sowie die Wirkweisen und Anwendungen der in diesem Buch angesprochenen (und gängigsten) Heilkräuter erfahren Sie später in den jeweiligen Kapiteln mehr. Vorneweg möchte ich Ihnen kurz erläutern oder in Erinnerung bringen, was genau ein Hochbeet ist und anschließend die wichtigsten Fragen und Antworten hierzu aufzeigen. Es mag durchaus sein, dass es noch einige Leser gibt, die sich bezüglich des richtigen Standortes, der Wahl des gewünschten Hochbeetes oder der richtigen Füllung unsicher sind. Heilkräuter benötigen ein wenig mehr Pflege und mehr Nährstoffe zum Gedeihen. Deswegen, liebe Hochbeetkenner und bereits-über-alles-informierte Leser, nehmen Sie es mir bitte nicht übel, wenn ich Sie zu dieser kleinen "Einführung" mitnehme. Vielleicht erfahren Sie auch noch die eine oder andere Kleinigkeit, aber selbstverständlich dürfen Sie einige Schritte vorblättern zum Unterkapitel 1.3.

Ein Hochbeet ist eine Abart des herkömmlichen Gartenbeetes und, wie der Name sagt, nicht ebenerdig, sondern in der Höhe angelegt. So entfallen stundenlange Rücken- und kniebelastende Arbeiten im Hocken, Bücken oder Knien. Sämtliche Arbeiten am Hochbeet können im Sitzen oder Stehen ausgeführt werden. In diesen speziellen Beeten können nicht nur Gemüse und Salate kultiviert werden, auch Kräuter wachsen besonders gut. Letzteren, in unserem Fall den Heilkräutern, ist das Buch gewidmet. Kurz sollen die

Vorteile eines Hochbeetes erwähnt werden. Zum einen eignen sie sich für kleine Gärten, zum anderen wächst kaum Unkraut, die Erde verdichtet sich so gut wie gar nicht und ein Befall von Schnecken wird durch die Höhe stark minimiert. Wer mag, kann zusätzlich unten am Beet rundum ein Kupferband anbringen, das mögen Schnecken gar nicht.

Es gibt verschiedene Arten von Hochbeeten, alle eignen sich für den Anbau und die Kultivierung von Heilkräutern. Egal, ob ein Beet aus Dachziegeln, Aluminium, Holz, Naturstein oder Stahlblech, die Qual der Wahl liegt allein am persönlichen Geschmack und eventuell an der Ausstattung des restlichen Gartens. Spezielle Arten des Hochbeetes eignen sich für Balkon, Terrasse, das Gartenhaus. Das sind überwiegend Tisch- und Kistenhochbeete. Nennenswert sind noch Fächerbeete. Sie bestehen aus Zwischenwänden, die die Kräuter abtrennen. So können sie zum einen gut unterschieden werden und es kommt zu keinen Unverträglichkeiten untereinander. Kommen wir nun zu den wichtigsten Fragen und Antworten.

1.2. FRAGEN UND ANTWORTEN ZU EINEM HOCHBEET

1. GIBT ES EINEN IDEALEN ZEITPUNKT FÜR DAS ANLEGEN EINES KRÄUTERHOCHBEETES?

Nein, tatsächlich kann ein Kräuterhochbeet das ganze Jahr über genutzt werden. Allerdings ist es sinnvoll, im Spätherbst mit dem Sammeln von Füllmaterial zu beginnen. So kann das Beet vor der neuen Bepflanzung im Frühjahr aufgefüllt werden, sollte es den Winter über brach liegen. Es gibt aber Heilkräuter, die den Winter gut überstehen.

2. WAS MUSS ICH BEZÜGLICH DES STANDORTES BEACHTEN?

Im Grunde kommt es auf die jeweilige Kräuterart an, mehr darüber erfahren Sie im Jahrespflanzkalender. Prinzipiell bevorzugen viele Kräuter Schatten beziehungsweise Halbschatten. Am besten ist es, wenn das Hochbeet recht groß ist und so steht, dass eine Hälfte in der Sonne und die andere Hälfte im Schatten steht. Es gibt nämlich Kräuter, die würden binnen Minuten in der Sonne verbrennen. Zudem ist eine regelmäßige Wasserversorgung wichtig, da Hochbeete schneller austrocknen als die klassischen Beete.

3. WIE IST DIE KORREKTE ANORDNUNG DER HEILKRÄUTER?

Es ist wichtig, dass die Kräuter sich optimal entwickeln können, daher wird eine bestimmte Anordnung empfohlen. Pflanzen, die recht hoch und in die Breite wachsen, gehören in den Hintergrund, der möglichst nach Norden ausgerichtet ist. In die Mitte pflanzt man Kräuter, die halbhoch wachsen und ganz nach vorn kommen Kräuter, die niedrig bleiben und sich kaum in die Breite entwickeln. Dieser vordere Bereich sollte möglichst nach Süden ausgerichtet sein. Wer einjährige Kräuter pflanzt, sollte Basilikum mit einplanen.

Dieser schützt mitunter andere Pflanzen vor Schädlingen. Nicht zu vergessen: Die Kräuter bitte nicht zu dicht aneinander pflanzen, sonst können sie sich nicht optimal entwickeln.

4. WIE IST DAS MIT EIN- UND MEHRJÄHRIGEN KRÄUTERN, DÜRFEN SIE IN EIN BEET?

Nein. Kräuter mit unterschiedlichem Wachstum vertragen sich nicht und hindern andere Kräuter am Wachsen. Sie sollten jeweils in einem separaten Hochbeet kultiviert werden. Außerdem muss der Standort einjähriger Kräuter aufgrund Bodenmüdigkeit jährlich gewechselt werden.

5. BRAUCHEN HEILKRÄUTER EINE BESONDERE BEFÜLLUNG?

Was den Nährstoffbedarf betrifft, kommt es auf das jeweilige Heilkraut an. Fest steht, dass jedes Kraut Nährstoffe benötigt, daher ist eine gleichmäßige Verteilung der Befüllung wichtig. Somit wird jede Pflanze mit Nährstoffen versorgt. Nährstoffe beziehen Heilkräuter überwiegend aus biologischem Dünger, sprich Kompost. Dieser "grüne" Abfall verrottet nach und nach und durch das ständige Nachlegen von Grünabfällen werden die Kräuter dauerhaft mit Nährstoffen versorgt. Eine Gabe von zusätzlichem Dünger ist unnötig. Der biologische Abfall kommt als letzte Schicht auf die üblichen Schichten eines Hochbeetes, die ruhig etwas üppiger ausfallen darf. Grundsätzlich sei gesagt, dass Starkzehrer die meisten Nährstoffe brauchen, Mittelzehrer schon etwas weniger und Schwachzehrer am wenigsten. Wer Sand unter den Grünabfall mischt, macht die Erde darunter etwas durchlässiger.

Steigen wir nun tiefer in das Thema Heilkräuter für das Hochbeet ein.

1.3. HEILKRÄUTER IN EINEM HOCHBEET

Heilkräuter, die Sie in einem Hochbeet für die private Nutzung kultivieren, können Sie vielfach verwenden. Zum einen natürlich für medizinische Zwecke bei alltäglichen Beschwerden, zum anderen als Geschmackszugabe in der Küche. Es können in einem Hochbeet verschiedene Kräuter miteinander kombiniert werden, sie müssen lediglich in ihrer Art zusammenpassen. Es gibt sogar die Möglichkeit, Heilkräuter mit Gemüse in einem Hochbeet zu mischen. Hier muss darauf geachtet werden, dass es sich um starkzehrende Kräuter handelt, damit das kleinwüchsige Gemüse und die Kräuter gleichermaßen mit viel Nährstoffen versorgt werden. Basilikum kann in einem kombinierten Hochbeet nicht nur Schädlinge abhalten, es verstärkt das Aroma von daneben gepflanzten Tomaten. Aber auch Lavendel hält unter anderem Blattläuse von Tomaten fern, Salbei verschreckt Kohlschädlinge und Bohnenkraut schützt Buschbohnen vor Lausbefall. Mediterrane Heilkräuter fühlen sich wohl, wenn sie sich sonnen können. Dazu zählen unter anderem Rosmarin, Lavendel oder Thymian. Halbschatten ist eher etwas für Basilikum, Bohnenkraut oder Zitronenmelisse.

Interessant ist auch, dass die Ernte von Heilkräutern in einem Hochbeet aufgrund der dauerhaften Wärme und der steten Versorgung mit Nährstoffen auf das Dreifache höher ausfällt als in klassischen Beeten. Egal, ob Sie die Heilkräuter zupfen und mittels eines Wiegemessers für die Suppe als Geschmacksverstärker verwenden, die Blätter mit heißem Wasser für einen Heiltee benutzen oder die Blätter oder Früchte mit einem Mörser für medizinische Auflagen und Kompressen zerstoßen, der Nutzen ist bei kleinem Aufwand sehr hoch.

SIE WERDEN SEHEN, DASS DIE ENTSCHEIDUNG, HEILKRÄUTER IN EINEM HOCHBEET ANZUPFLANZEN, MIT DIE BESTE IN IHREM LEBEN IST!

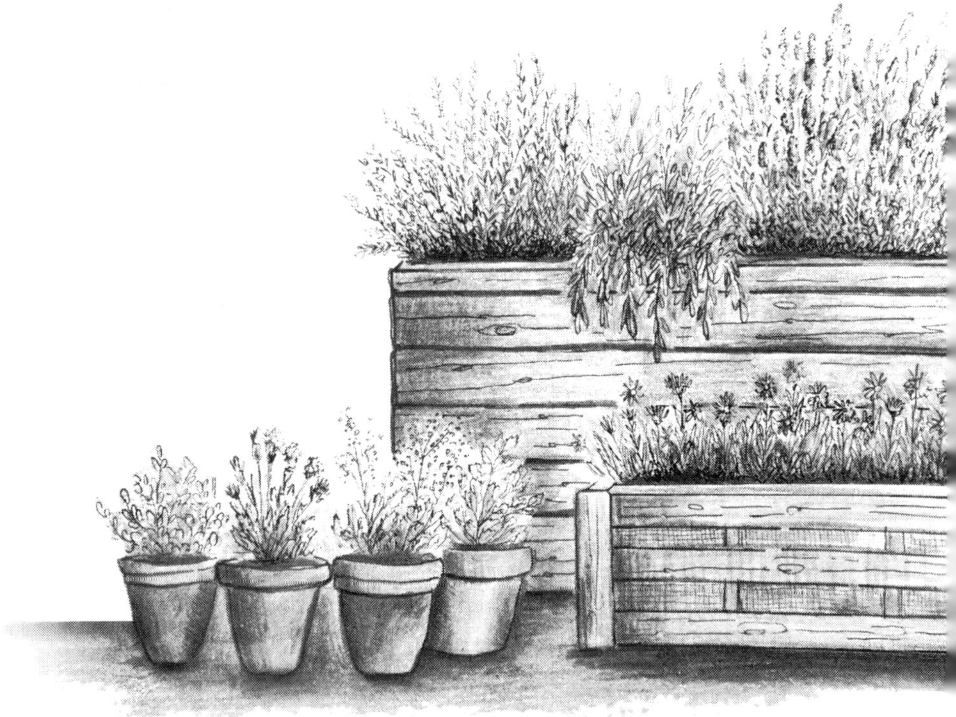

KAPITEL 2 DAS HEILKRÄUTER SCHNELLREGISTER

2.1. DEFINITION HEILKRÄUTER

Heilkräuter sind Pflanzen mit bestimmten Pflanzenteilen, die sich für eine medizinische Nutzung auf homöopathischer Basis eignen. Zu den Pflanzenteilen gehören die Blätter, die Früchte und manchmal die Wurzeln. In den meisten Fällen werden die Pflanzenteile vorher getrocknet, bevor sie Verwendung finden. Im Vordergrund steht immer die richtige Dosierung, denn diese macht das "Gift". In geringen Mengen sind Heilkräuter hoch wirksam, überdosiert sind sie sehr giftig und können unseren Körper nachhaltig schaden. Das hört sich jetzt schlimmer an, als es ist, denn Sie werden ganz bestimmt schon oft unbewusst Heilkräuter zu sich genommen haben, ohne dass sie schädlich waren. Jeder hat beispielsweise schon Pfefferminz- oder Fencheltee getrunken bei Magen-Darm-Beschwerden. Vielleicht haben Sie schon mal bei leichten Schlafproblemen Kapseln mit Lavendel eingenommen und bei einer Erkältung mit Eukalyptus inhaliert. Sie sehen, es ist alles halb so schlimm. Genau wie in der Ernährung ist alles gut, wenn Maß gehalten wird. Schließlich trinken Sie keine zwei Kannen Pfefferminztee hintereinander und ganz bestimmt geben Sie nicht ein kg Eukalyptusblätter oder die gesamte Eukalyptussalbe ins Dampfbad oder den Dampf Inhalator.

Eingenommen werden die Heilkräuter, wie Sie eben schon erfahren haben, als Tee, als Tinktur, Gewürz, Saft oder Salbe. Kräutertee wird mit frischen Blättern aufgebrüht, Ingwer wird ebenfalls oft frisch verwendet, aber meistens werden die Pflanzenteile getrocknet und dann weiterverarbeitet. Heilkräuter finden Sie auch in pflanzlichen Medikamenten aus der Apotheke, viele in Globuli, Säften und Tropfen. Medikamente aus Heilkräutern heißen Phytopharmaka. Heilkräuter und Wildkräuter wachsen in vielen Ländern, einige besondere werden importiert, um aus ihnen ätherische Öle oder wichtige Medikamente herzustellen. Dazu zählen Ginkgo und Ginseng aus den fernöstlichen Ländern, die in der TCM (Traditionelle chinesische Medizin) Verwendung finden. In Deutschland finden sich inzwischen ebenfalls viele Heilkräuter, die wir nicht nur auf Wiesen, in Wäldern und am Wegesrand finden.

Wie der Titel dieses Buches ja bereits verraten hat, kann man sie in unseren Breitengraden selbst anpflanzen. Typisch deutsche Heilkräuter sind unter anderem Löwenzahn, Arnika, Kamille, Brennnessel und der Spitzwegerich. Im nächsten Unterkapitel lernen Sie die 40 gängigsten und wichtigsten Heilkräuter kennen, die in Ihrer Heilkräuter Apotheke nicht fehlen sollten. Sie erfahren Hintergrundinformationen über die jeweilige Pflanze, bei welchen Symptomen sie angewendet werden können und einfache Rezepte für die Anwendung.

Einige der Rezepte können gern bei Kindern angewendet werden, das schreibe ich dann immer dazu, da nicht jedes Heilkraut für Kinder geeignet ist. Aber Arnikasalben verträgt Kinderhaut genauso gut wie unsere und gegen einen frisch aufgebrühten Kamillentee spricht auch bei Kindern nichts. Ganz im Gegenteil. Heilkräuter können bei alltäglichen Beschwerden auf sanfte und natürliche Weise Linderung bringen und Abhilfe schaffen. Schon die Ägypter schworen auf Heilkräuter, die Griechen kannten die natürliche Heilkunde bereits 460 v. Chr. und im Mittelalter wurden Kräuter oft angewendet. Unter anderem wurden mit Heilkräutern tiefe Wunden durch Kriegsverletzungen geheilt und auch Hildegard von Bingen, die im frühen Mittelalter die Pflanzen einsetzte, um Menschen zu heilen, wusste um die Heilkraft diverser Kräuter. Ein sehr bekannter Vertreter der pflanzlichen Medizin ist Sebastian Kneipp, ein bayerischer Naturheilkundler und Priester. Er erfand unter anderem die bekannte Kneipp-Kur, das Wassertreten. Viele pflanzliche Arzneien, Badezusätze und Cremes werden noch heute unter seinem Namen vertrieben. Kommen wir nun zum Heilkräuter Schnellregister.

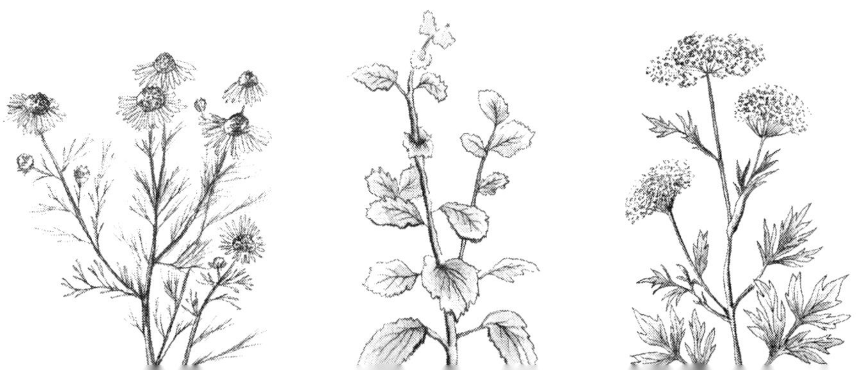

2.2. DIE 40 WICHTIGSTEN HEILKRÄUTER FÜR DAS HOCHBEET

1. Aloe Vera [lat. Aloe vera]

Die Aloe Vera ist eine Heilpflanze, die ihren Ursprung auf der arabischen Halbinsel findet. Sie ist überwiegend in Wüstengegenden heimisch und gehört als Unterfamilie der Affodillgewächse zu der Gattung der Aloen. In Arabien ist sie bereits seit über 6.000 Jahren bekannt. Insgesamt gibt es über 250 Arten weltweit. Die Aloe Vera ist mehrjährig, hat kräftige, fasernhaltige Wurzeln und besitzt viele dicke, fleischige grüne Blätter mit Zacken. Sie kann Höhen und Breiten bis maximal 60 cm erreichen. Für ihre medizinische Wirkung, die wissenschaftlich belegt ist, verwendet man das Harz, den Saft sowie andere Auszüge dieser Pflanze. Nur zwei der vielen Arten besitzen diese medizinische Wirkung, die Aloe Vera sowie Aloe arborescens. Verantwortlich für die Heilkraft sind ihre Inhaltsstoffe Kalzium, Wasser, Mineralien wie Chrom, Mangan und Magnesium, Vitamine wie B1, B2 und E, über 20 essenzielle Aminosäuren, Enzyme, Glykoproteine sowie Glykosid im Blattharz. Sie kann gesammelt beziehungsweise geerntet werden, sobald ihre Blätter groß genug sind (40 cm lang sowie 6 cm breit). Dann können die Inhaltsstoffe entweder aus dem Inneren der Blätter gewonnen werden (Gel) oder den Saft aus der Blattrinde.

ANWENDUNG

Aloe Vera ist ein vielseitiges Heilkraut. Es findet in folgenden Bereichen Anwendung:

VERSTOPFUNG

Die Inhaltsstoffe des Saftes haben eine stark abführende Wirkung. Diese reinigen den Darm und helfen dem Verdauungstrakt zu heilen, was zu weichem Stuhl führt. Trinken Sie etwa eine Woche lang jeden Morgen und Abend eine halbe Tasse Aloe Vera Saft. Nicht länger als zehn Tage einnehmen, da bei dauerhaftem Gebrauch das Risiko einer Krebserkrankung erhöht ist. Patienten mit Hämorrhoiden, Schwangere und Stillende sollten auf Aloe Vera verzichten.

Es bestehen Wechselwirkungen mit Herzmedikamenten. Bestehender Kaliummangel wird erhöht durch die gleichzeitige Einnahme von entwässernden Medikamenten. Eine harmlose Rotfärbung des Urins ist normal bei einer kurzzeitigen Behandlung mit Aloe Vera Saft.

MAGEN-DARM-BESCHWERDEN

Die Inhaltsstoffe des Gels von Aloe Vera haben eine entzündungshemmende Wirkung. In verschiedenen klinischen Studien konnte nachgewiesen werden, dass es sehr wirksam bei Reflux ist und Beschwerden bei Magengeschwüren lindern kann. In einer weiteren klinischen Studie wurden 30 Probanden über

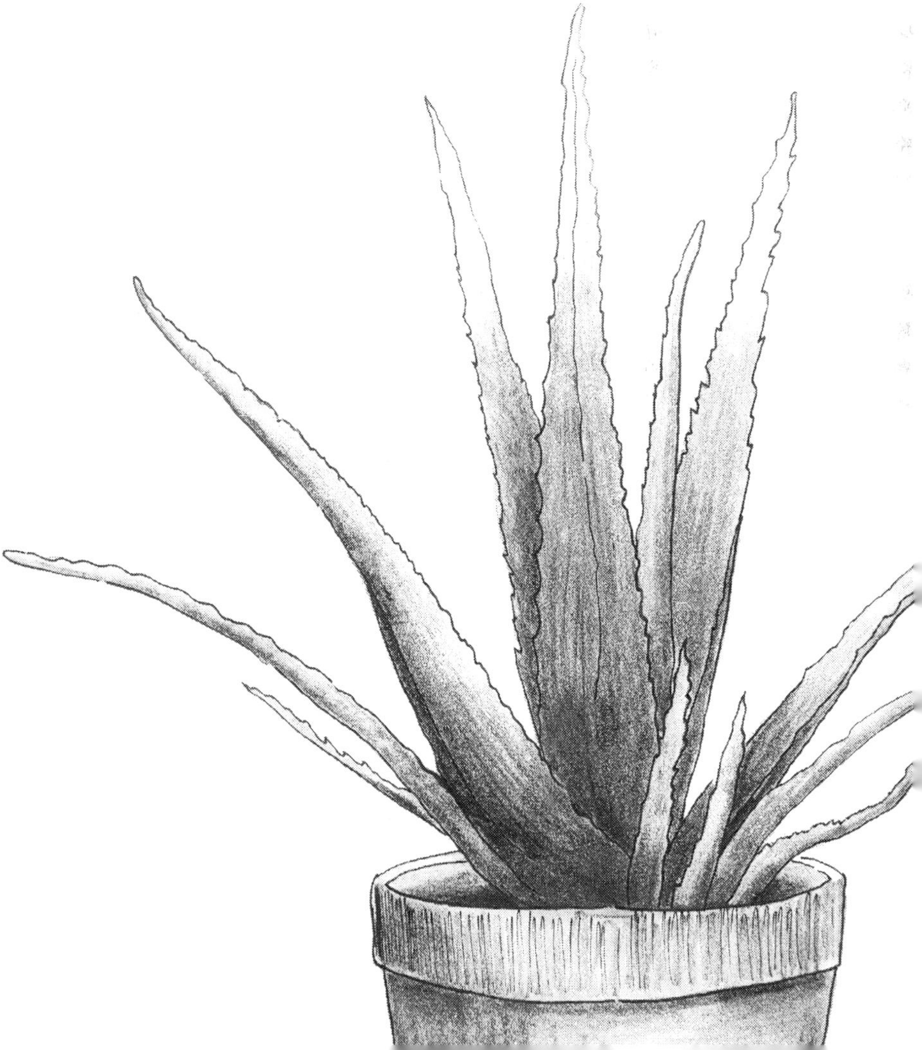

einen Zeitraum von vier Wochen mit Aloe Vera Gel zur Verbesserung der entzündeten Darmschleimhaut behandelt. Sämtliche Probanden hatten nach diesem Zeitraum eine Verbesserung von bis zu 45 % ihrer Beschwerden gespürt. Nehmen Sie bei leichten Magen-Darm-Entzündungen einen Teelöffel Gel nach dem Essen, maximal für vier Wochen, danach halten Sie bitte Rücksprache mit Ihrem Arzt.

SCHUPPENFLECHTE

Das Gel der Aloe Vera beschleunigt den Wundverschluss durch eine verstärkte Zellteilung der Fibroplasten, die dafür zuständig sind. Außerdem sorgt es für eine vermehrte Produktion von Kollagen, das die Narben widerstandsfähiger macht. Es lindert Entzündungen, bekämpft Pilze und Bakterien und kann durch Gefäßneubildung das Wundbett ideal versorgen. Damit ist das Gel der Aloe Vera optimal bei Schuppenflechte geeignet. Je frischer das Gel ist, das Sie auftragen, desto wirksamer ist es. Am besten sind die dicken Blätter am Außenrand dafür geeignet. Schneiden Sie dafür ein Stück vom Blatt ab, extrahieren den Saft aus dem Inneren und nicht das gelbliche herum und reiben die betroffenen Stellen zweimal täglich damit ein. Diese Anwendung können Sie ruhig unbegrenzt vornehmen, solange Sie Ihnen und Ihrer Haut hilft.

SONNENBRAND

Bei Sonnenbrand wirkt das Gel nicht nur kühlend, es repariert die Haut durch rasche Wundheilung und beruhigt sie. Dafür reicht es, ein Blatt Aloe Vera abzuschneiden und die Schnittstelle direkt auf die betroffene Hautpartie zu legen. Sie können das Blatt auch "filetieren", indem Sie die Haut des Blattes großzügig abschneiden und dann das Blatt als Ganzes auf Ihre verbrannte Haut legen.

ZAHNFLEISCHENTZÜNDUNGEN/ WUNDHEILUNG

In der Zahnheilkunde wird Aloe Vera sehr gern und erfolgreich eingesetzt. Durch seine Beschleunigung der Wundheilung und die entzündungshem mende Wirkung heilt es entzündetes Zahnfleisch erwiesenermaßen schneller als herkömmliche Medikamente. Patienten nach einer Zahnextraktion haben eine niedrigere Komplikationsrate und schnellere Wundheilung. Bis zu fünf mal täglich können Sie das Gel auf die Wunden und entzündeten Stellen im Mund auftragen. Bei zusätzlichen Schmerzen noch einmal direkt vor dem Schlafengehen aufbringen, das lindert zusätzlich die Schmerzen.

2. Ampfer [rumex acetosa]

Der Ampfer, auch unter dem Namen Sauerampfer bekannt, ist ein wildes Heilkraut. Es ist überwiegend auf feuchten Wiesen, in Gebüschen, an Flussufern, auf Weiden und Grabenrändern zu finden. Ampfer zählt zu den Knöterichgewächsen und insgesamt gibt es über 130 Arten dieses Wildkrautes. Die Pflanze ist mehrjährig und Verwendung finden die Blätter sowie manchmal die Wurzel. Sie kann Wuchshöhen von bis zu 120 cm erreichen, wobei dies Ausnahmen sind. In der Regel wird der Ampfer nur etwa 50 bis 70 cm hoch. Seine großen Blätter sind Lanzettartig und an den Stängeln wachsen die rot-grünen Blüten. Die Blätter haben einen leicht säuerlichen Geschmack, daher auch der Name. Die wertvollen Inhaltsstoffe von Ampfer sind Eisen, Kaliumbioxalat, Gerbstoff, Gerbsäure, Vitamin C, Flavonglykoside sowie Oxalsäure. Aufgrund der Oxalsäure und den enthaltenen Alkalisalzen sollte Ampfer nur in geringen Dosen verwendet werden. Bei einer Überdosierung wirkt es toxisch, in kleinen Mengen ist es harmlos und wirksam.

ANWENDUNG

IMMUNSYSTEM STÄRKEN

In Ampfer steckt so viel Vitamin C, das bereits eine Tasse den gesamten Tagesbedarf davon deckt. Das lebenswichtige Vitamin regt das Immunsystem dazu an, Krankheitserreger abzuwehren, beschleunigt die Produktion der weißen Blutkörperchen, die uns vor schädlichen Substanzen schützen. Regelmäßig eingenommen kann es in Studien nachgewiesen sogar gegen Schmerzen schützen. Dadurch, dass Vitamin C auch Schwellungen abklingen kann, hilft die Einnahme von Ampfer bei leichten Erkältungen und Husten. Er hilft auch bei Frühjahrsmüdigkeit. Für einen immunstärkenden Tee geben Sie einen Esslöffel voll frischer Blätter in eine Tasse, übergießen sie mit 250 ml heißem Wasser (abgekocht ca. 80 Grad) und lassen sie für fünf Minuten ziehen. Dann die Blätter entfernen oder abseihen und trinken. Pro Woche können Sie dreimal eine Tasse davon trinken.

UNREINE, TROCKENE HAUT

Bei Hautproblemen wirkt Ampfer adstringierend, das bedeutet, dass es entzündungshemmend wirkt und die Kollagenproduktion beschleunigt. Die Haut wird schneller repariert und es können keine Keime mehr eindringen. Entweder legen Sie bei Unreinheiten, trockener Haut oder Akne die ganzen Blätter auf das Gesicht und lassen Sie sie etwa 15 bis 20 Minuten aufliegen oder Sie verwenden warme Kompressen, die Sie genau wie den Tee zubereiten. Die zubereitete Flüssigkeit bei Kompressen sollte lauwarm sein, um Verbrennungen vorzubeugen. Die Kompressen legen Sie für etwa fünf Minuten auf das Gesicht und können sie bis zu viermal wechseln.

ERKÄLTUNGSKRANKHEITEN

Bei Erkältungskrankheiten stärkt Ampfer nicht nur das Immunsystem, sondern wirkt schleimfördernd, abschwellend und entwässernd, sodass zusätzlich Gifte aus dem Körper gespült werden. Hier hilft eine Tinktur, die innerlich eingenommen wird für maximal eine Woche und dreimal täglich je 30 Tropfen. Dafür füllen Sie ein Schraubglas etwa bis zur Hälfte mit kleingeschnittenen Ampferblättern, füllen es mit 40-prozentigem Alkohol auf, bis die Blätter vollständig bedeckt sind. Glas verschließen und drei Wochen an einer kühlen Stelle ziehen lassen. Danach abseihen und in eine dunkle Flasche mit Pipettenverschluss abfüllen.

3. Anis [Pimpinella anisum]

Anis wurde bereits vor mehreren Tausend Jahren im Kolosseum in Rom gefunden. Seitdem wird die Heilpflanze für viele medizinische Zwecke eingesetzt. Sie ist eine der wenigen Heilpflanzen mit einem sehr beliebten Duft, bei dem viele gleich an Weihnachtsgebäck denken. Er gehört zur Familie der Doldenblütler und ist mit Fenchel, Koriander und Kümmel verwandt. Zu finden ist er an Waldrändern und auf Wiesen. Anis ist einjährig, kann bis zu 60cm hoch werden und hat stark verzweigte Stängel. Seine Besonderheit sind die unterschiedlich aussehenden Blätter. Unten sind sie herzförmig, weiter in der Mitte dreilappig und oben gezahnt. Die Früchte sind graubraun. Anis enthält Trans-Anethol als Hauptbestandteil vom ätherischen Öl der Pflanze, das für den charakteristischen Duft verantwortlich ist. Außerdem enthält Anis Estragol, Anissäure, Anisketon sowie Anisaldehyd. Für die medizinischen Zwecke werden die Früchte genommen. Gelegentlich können bei Benutzung von Anis allergische Reaktionen vorkommen.

ANWENDUNG

ERKÄLTUNGSKRANKHEITEN

Anis hilft effektiv bei Erkältungskrankheiten, Bronchitis und Grippe. Anisöl ist auswurffördernd, schleimlösend, krampflösend und antibakteriell. Diese Wirkung verschafft Linderung und lässt den Patienten wieder frei durchatmen. Für einen Erkältungstee beträgt die maximale Tagesdosis fünf reife Früchte oder 0,3 g Öl. Trinken Sie morgens und abends je eine Tasse Tee mit einem gehäuften Teelöffel zerstoßener Früchte und 250 ml kochendem Wasser. Mindestens zehn Minuten ziehen lassen. Danach abseihen und trinken. Bei der äußerlichen Anwendung von Husten und Katarrhen können Sie den Tee auch als warme Kompresse auf die Brust auflegen. Bei dieser Anwendung können Sie acht bis zehn reife Früchte verwenden.

MAGEN-DARM-BESCHWERDEN

Bei Magen-Darm-Beschwerden ist Anis besonders in Kombination mit Fenchel und Kümmel sehr wirksam. Alle drei Heilkräuter sind krampflösend, beruhigen den Magen-Darm-Bereich und sind entblähend. Daher dürfen bereits Babys diesen Tee in seiner niedrigsten Tagesdosis trinken. Er wirkt beruhigend auf den Magen. Dafür geben Sie 50 g Fenchelsamen, 8 g Kümmelsamen sowie 15 g Anissamen in einen Mörser und zerstoßen sie. Davon nehmen Sie drei Teelöffel in eine Tasse und übergießen Sie mit 250 ml sprudelnd kochendem Wasser. Acht bis zehn Minuten ziehen lassen, abseihen und trinken. Bis zu dreimal täglich können Sie je eine Tasse davon trinken.

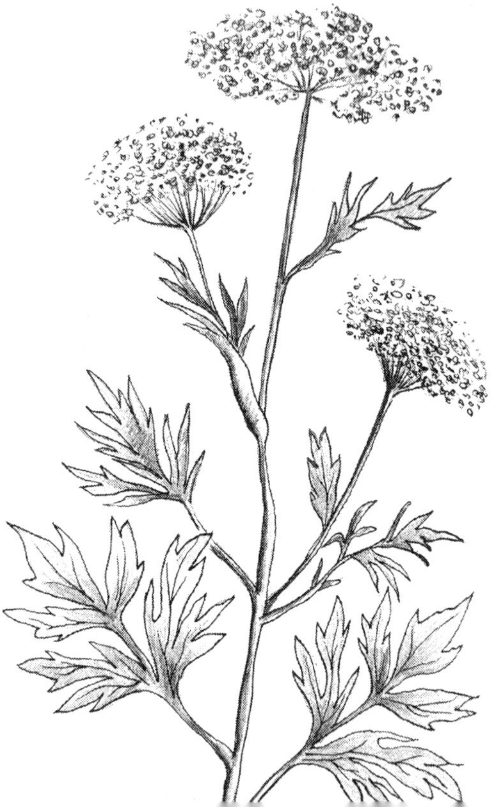

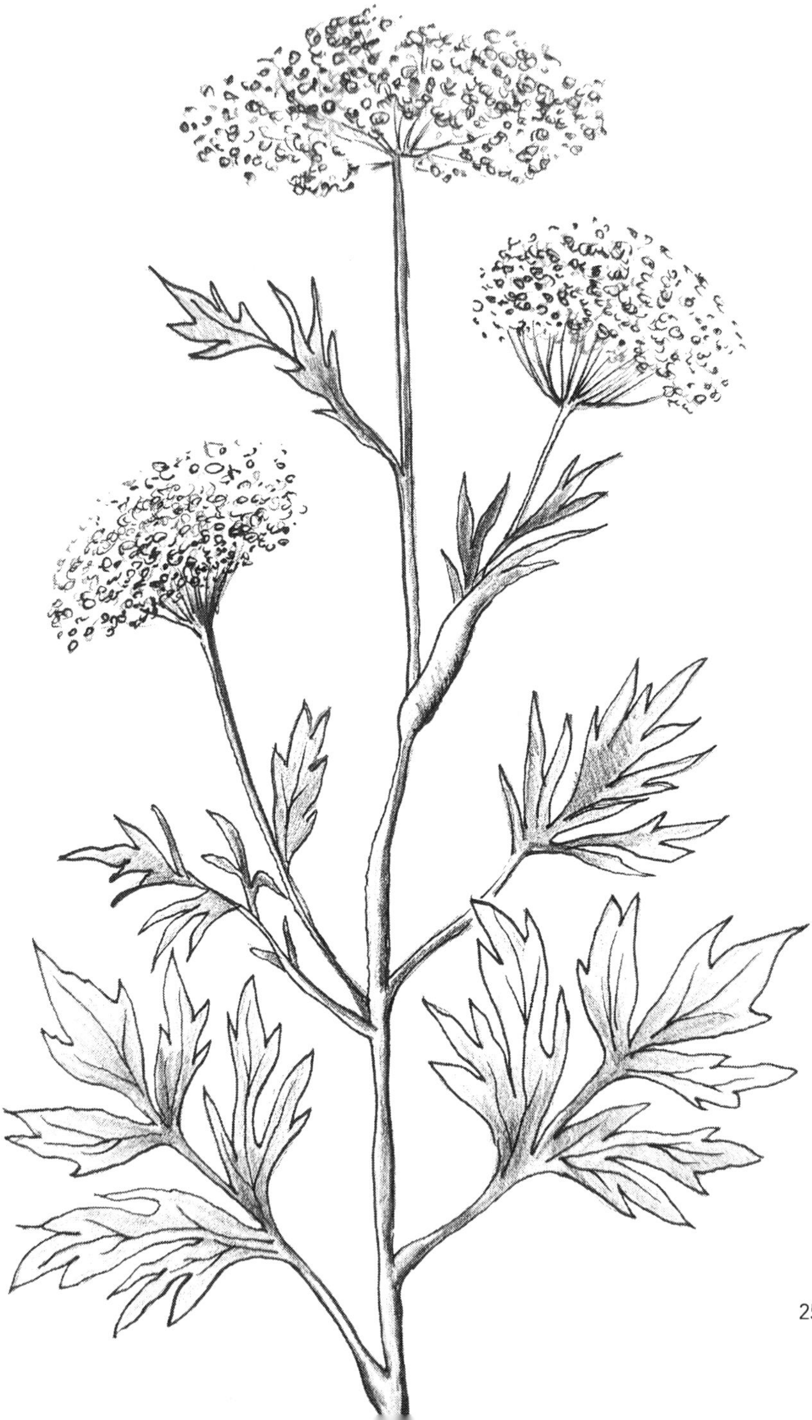

4. Arnika [lat. Arnica montana]

Arnika wächst fast ausschließlich in den Bergen, vorzugsweise in den Vogesen und im Hochschwarzwald. Sie gehört zu den Korbblütlern und für die medizinischen Zwecke werden überwiegend die Blüten verwendet, selten die Wurzel oder das Kraut. Die Blüten sind hellgelb, werden bis zu 50 cm hoch und brauchen nicht viele Nährstoffe. Ihre Inhaltsstoffe sind Bitterstoffe, Flavone, ätherisches Öl, Kampfer, Inulin, Helenalin, Arnicin sowie Beta-Sitosterol. Obwohl sich Arnika sehr für die Wundheilung eignet, sollte es nicht auf offenen Wunden angewendet werden. Ebenfalls nicht innerlich anwenden sollten es Schwangere, Stillende und Kleinkinder. Bei äußerer Anwendung können aufgrund seiner Schärfe allergische Reaktionen sowie Juckreiz auftreten. Wer es unverdünnt innerlich einnimmt, kann Durchfall, Herzrhythmusstörungen, Zittern, Schwindel und Kreislaufzusammenbrüche erleiden.

ANWENDUNG

HAUTERKRANKUNGEN

Wer an Akne, unreiner Haut leidet oder Wunden hat, die bereits mit Schorf geschlossen wurden, kann Arnika in Form einer Tinktur nehmen. Sie wirkt entzündungshemmend, abschwellend, schmerzlindernd, zellerneuernd, antiseptisch sowie durchblutungsfördernd. Für die Tinktur, die Sie am besten als Kompresse benutzen, geben Sie 30 g Arnikablüten in ein Schraubglas, füllen 300 ml Alkohol hinein (es muss kein teurer reiner Alkohol aus der Apotheke sein, Wodka genügt völlig, Hauptsache mindestens 40-prozentig), verschließen das Glas und lassen es mindestens zwei Wochen an einem kühlen, dunklen Ort ruhen. Danach abseihen, in eine dunkle Flasche füllen und verschließen. Noch einmal zehn Tage ziehen lassen. Dunkel gelagert ist die Tinktur zwei Jahre haltbar.

ENTZÜNDUNGEN

RHEUMA

Bei Rheuma kommen die antientzündlichen Wirkstoffe zum Einsatz. Außerdem stoppt Arnika die Reizweiterleitung von Schmerzen zum Gehirn, selbst im tiefen Gewebe. Dieser Effekt hält allerdings nicht ewig an, deswegen sollte Arnika öfter tagsüber in die betroffenen Stellen eingerieben werden. Für die antientzündliche Salbe geben Sie eine Handvoll Arnikablüten, 100 ml Jojobaöl und einige Tropfen Vitamin E-Öl (Apotheke) in ein Schraubglas. Nun lassen Sie es etwa zwei Stunden bei einem Wasserbad in einem kleinen Topf ziehen. Das Wasser darf nicht kochen. Nun den Pflanzenölauszug abseihen und in ein hitzebeständiges Glas geben. Jetzt darf es noch mal ins Wasserbad und Sie geben 8 g Bienenwachs (Apotheke) hinzu. Langsam erwärmen, immer wieder rühren, bis sich das Wachs aufgelöst hat. Zum Schluss in kleine Tiegel geben, ohne Deckel abkühlen lassen, danach verschließen. Die Salbe ist etwa ein Jahr haltbar.

ARTHROSE

Bei Arthrose kommen ebenfalls die antientzündlichen Wirkstoffe zum Einsatz. Außerdem wirkt sie bei Arthrose abschwellend und schmerzlindernd. Hier kann ebenfalls die Salbe genommen werden. Bis zu fünfmal täglich können Sie sich bei Entzündungen mit der Salbe eincremen.

HALSSCHMERZEN/ HALSENTZÜNDUNG

Bei Halsschmerzen und Entzündungen im Rachenbereich hilft eine Gurgellösung, die auf keinen Fall innerlich eingenommen werden darf! Übergießen Sie zwei Teelöffel Arnikablüten mit 250 ml kochendem Wasser und lassen es zehn Minuten ziehen. Dann abseihen und lauwarm damit gurgeln. Sie können bis zu dreimal damit am Tag gurgeln.

ARTHROSE
Bei Arthrose kommen ebenfalls die antientzündlichen Wirkstoffe zum Einsatz. Außerdem wirkt sie bei Arthrose abschwellend und schmerzlindernd. Hier kann ebenfalls die Salbe genommen werden. Bis zu fünfmal täglich können Sie sich bei Entzündungen mit der Salbe eincremen.

5. Baldrian [lat. Valeriana officinalis]

Baldrian ist bereits seit dem Altertum eine beliebte Heilpflanze. Sie zählt zu den Baldriangewächsen und für medizinische Zwecke werden ihre Blüten und Wurzeln verwendet. Sie besitzt wertvolle Inhaltsstoffe wie ätherische Öle, Gerbstoffe, Bitterstoffe, Baldrainsäure, Alkaloide, Harz und Arnikaflavon sowie Sesquiterpene. Baldrian besitzt blasslila Blüten und kann bis zu 180 cm groß werden. Unsere heimischen Pflanzen werden jedoch kaum höher als 50 bis 70 cm. Er wächst bevorzugt auf feuchten Wiesen, Auen, an Bächen und Gräben sowie an Waldrändern.

ANWENDUNG

BERUHIGUNG
Baldrian ist der Spezialist für ein ausgeglichenes Nervensystem. Die Inhaltsstoffe wirken beruhigend und entspannend auf die Nerven, indem sie die Übertragung von Reizen beeinflussen und man so zur Ruhe kommt. Zudem unterstützt Baldrian die Entspannung der Muskulatur. Diese Heilpflanze macht weder abhängig noch müde. Sie sollten wissen, dass er für eine dauerhafte Einnahme bei Nervosität und Anspannung nicht sofort wirkt, sondern nach einer Mindesteinnahme von einer Woche. Für eine rasche Beruhigung vor zum Beispiel Prüfungsangst hilft jedoch ein Tee aus der Baldrianwurzel. Übergießen Sie zwei Teelöffel der Wurzel mit 250 ml kochendem Wasser und lassen es zehn Minuten ziehen. Dann abseihen und trinken. Ideal ist

Baldriantee als Kaltauszug. Dafür übergießen Sie 2 Teelöffel Wurzeln mit kaltem Wasser und lassen es 12 Stunden ziehen. Dann abseihen, aufwärmen und trinken. In Kombination mit Melisse und Johanniskraut wirkt Baldrian Wunder bei Nervosität und innerer Unruhe. Mischen Sie 10 g Baldrianwurzel, 20 g Johanniskraut und 20 g Melissenblätter und übergießen einen Teelöffel dieser Mischung mit 250 ml kochendem Wasser. Zehn Minuten ziehen lassen, abseihen.

SCHLAFSTÖRUNGEN

Ebenso effektiv hilft Baldrian bei Schlafstörungen, da er schlaffördernd wirkt und die Seele beruhigt. Für einen ruhigen und tiefen Schlaf füllen Sie einfach einen kleinen Kissenbezug mit einer Handvoll Baldrianblüten, als Ergänzung eignen sich zusätzlich je eine Handvoll Melissen- und Lavendelblüten. Das Kissen verschließen und neben das Kopfkissen legen.

6. Bärlauch [lat. Allium ursinum]

Überall dort, wo es im Frühling nach Knoblauch riecht, werden Sie Bärlauch entdecken. Er ist stets im ganzen Rudel zu sehen, da er sich stark ausbreitet, wenn er erst mal Fuß gefasst hat. Manchmal wird er auch als wilder Knoblauch bezeichnet. Bärlauch gedeiht an schattigen Plätzen, Auen und bewaldeten Hängen, denn direkte Sonnenbestrahlung mag er gar nicht. Bärlauch gehört zu den Zwiebelgewächsen und auch mit dem Schnittlauch ist er verwandt. Er braucht einen nährstoffreichen Boden, Verwendung finden ausschließlich seine länglichen Blätter, die eine intensive grüne Farbe aufweisen. Nutzen Sie seine Blätter nur solange, wie er noch blüht, denn danach verlieren sie ihr typisches Aroma. Am besten schmeckt er morgens und nach einem Regenschauer. Die Inhaltsstoffe des Bärlauchs sind Vitamin C, Öle, aktive Schwefelverbindungen, Eisen, Mangan sowie Magnesium. Wichtig zu wissen ist, dass Bärlauch nicht getrocknet werden kann, da er sonst die wichtigen Inhaltsstoffe verliert.

ANWENDUNG

DURCHBLUTUNGSSTÖRUNGEN, GEFÄßREINIGUNG

Da Bärlauch zu den Zwiebelgewächsen gehört, hat er ähnliche positive Wirkungen wie der Knoblauch. Er ist blutreinigend, verbessert Arteriosklerose und fördert die Durchblutung. Dieser positive Einfluss auf unseren Körper verbessert gleichzeitig den Blutdruck, wovon Patienten mit hohem Blutdruck profitieren. Außerdem senkt er den Cholesterinspiegel. Infolgedessen senkt das automatisch das Risiko, einen Herzinfarkt oder Schlaganfall zu erleiden, wenn keine Herzkrankheiten bestehen. Sie können selbstverständlich einen Tee aus Bärlauchblättern machen, aber er schmeckt nicht wirklich gut. Daher ist Bärlauch am besten frisch im Essen zu genießen, in dem er seine volle Wirkung entfalten kann.

Ein leckeres und gesundes Rezept für Bärlauchpesto. Wichtig: Wie auch immer Sie Bärlauch zubereiten, er ist fettlöslich und braucht daher immer einen Träger wie Butter oder Olivenöl. Rösten Sie 40 g Pinienkerne fünf Minuten im Backofen ohne Fett bei 180 Grad. Nun geben Sie 75 g Bärlauchblätter, 75 g Petersilie, 40 g Mandeln, 65 g geriebenen Parmesan, Salz und Pfeffer in eine Schüssel und pürieren die Zutaten. Jetzt fügen Sie 150 ml Olivenöl hinzu und verrühren alles gut. Das Pesto ist im Kühlschrank gelagert drei Wochen haltbar.

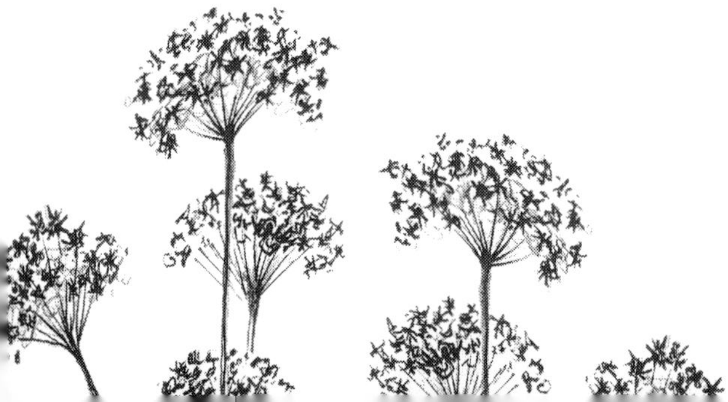

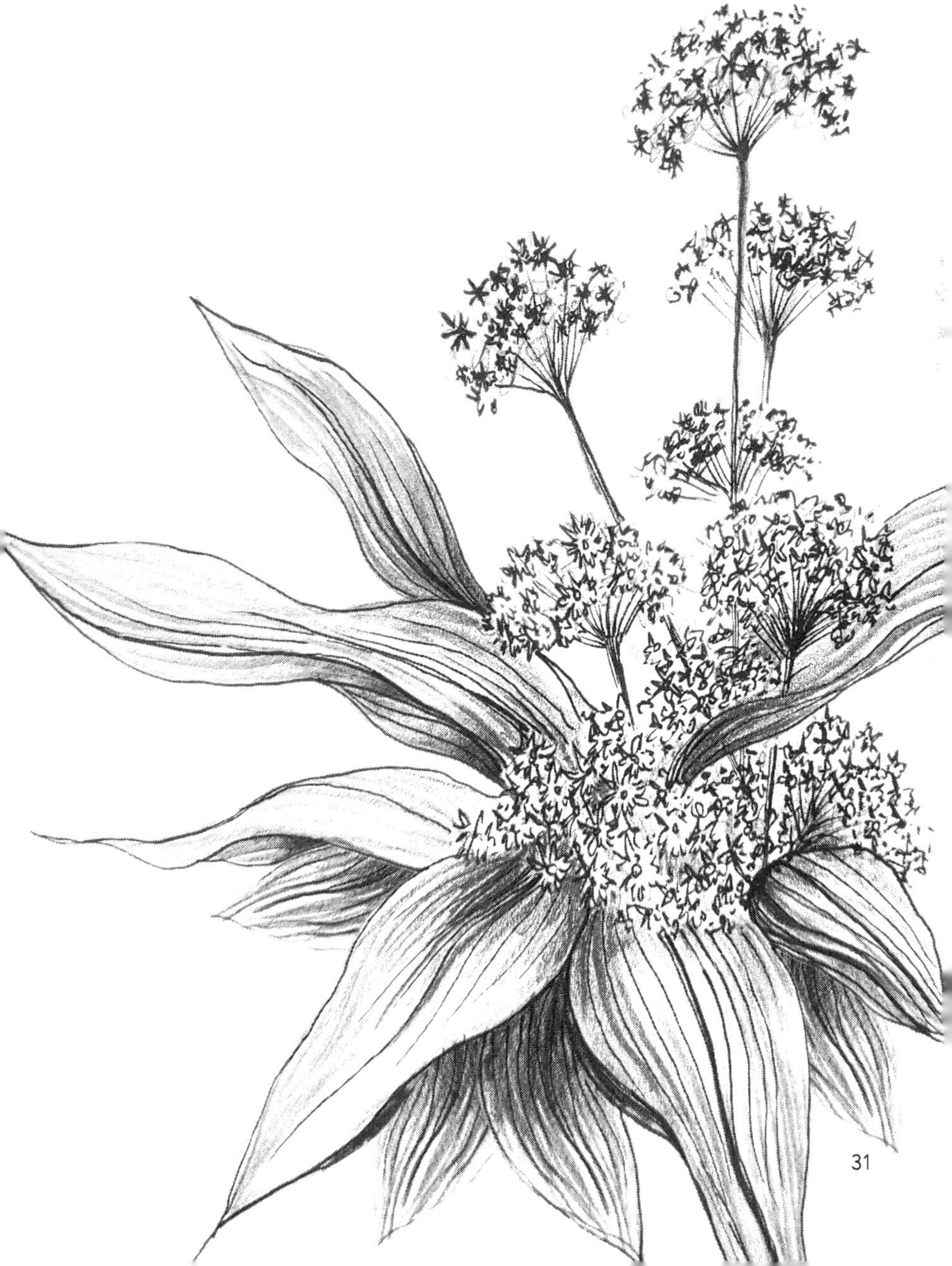

7. Basilikum [Ocimum basilicum]

Basilikum ist Ihnen wahrscheinlich in Verbindung mit Tomaten und Mozzarella zum Abendbrot ein Begriff, allerdings stecken in diesem Kraut jede Menge Heilkräfte. Es zählt zur Familie der Lippenblütler und Verwendung finden seine Blätter sowie die Blütenspitzen. Zu seinen Inhaltsstoffen gehören ätherisches Öl, Kampfer, Menthol, Gerbstoffe, Anethol, Flavonoide, Farnesol, Thymol sowie Saponine. Basilikum liebt Sonnenbäder, bei Kälte geht es ein. Dieses Kraut ist eine einjährige Pflanze. Seine Spitzen und ovalen Blätter glänzen und sind sattgrün, zudem geben sie einen angenehm würzigen Duft ab. Den Basilikum gibt es in vielen Sorten, erwähnenswert sind Zimtbasilikum, Anisbasilikum sowie Zitronenbasilikum. Dieses Heilkraut erreicht eine Höhe von maximal 60 cm. In der Schwangerschaft sollte Basilikum nicht in größeren Mengen verzehrt werden.

ANWENDUNG

VERDAUUNGSSTÖRUNGEN

Da seine Inhaltsstoffe darmreinigend, krampflösend und beruhigend sind, wird Basilikum gern als Tee nach dem Essen getrunken, da er die Verdauung auf sanfte Art fördert. Geben Sie einen Teelöffel frischer Basilikumblätter in eine Tasse, übergießen sie mit 250 ml kochendem Wasser und lassen es zehn Minuten ziehen. Abseihen und langsam trinken. Wer mag, kann zum heißen Wasser und den Blättern etwa acht Gewürznelken geben. Sie steigern die Wirkung des Basilikums. Nelken mit abseihen.

ABGESCHLAGENHEIT, MÜDIGKEIT

Wenn Sie tagsüber mal erschöpft sein sollten und am frühen Abend müde, dann schafft ein Bad mit Basilikumblättern Abhilfe. Geben Sie dafür etwa anderthalb bis zwei Handvoll frische Blüten ins Badewasser und genießen Sie für 20 Minuten die vitalisierenden Kräfte des Basilikums. Hinterher werden Sie sich frisch und erholt fühlen.

HAUTABSCHÜRFUNGEN, KLEINE WUNDEN

Bei kleinen Wunden sowie Abschürfungen der Haut können Sie den zubereiteten Tee als Kompresse verwenden. Die Kompresse in den warmen Tee tauchen und zehn Minuten auf die betroffene Stelle legen. Diesen Vorgang können Sie viermal täglich wiederholen.

INSEKTENSTICHE

Bei Insektenstichen jeder Art reiben Sie die zwei, drei Blätter des Basilikums und legen sie auf den Insektenstich. Für etwa 15 Minuten auf dem Stich liegen lassen. Bis zu viermal täglich wiederholen.wiederholen.

8. Bohnenkraut [Satureja hortensis]

Das Bohnenkraut zählt zur Familie der Lippenblütler und ist nicht nur in der Küche unverzichtbar, sondern ein sehr wirksames Heilkraut. Das Kraut und die Blätter werden für die Nutzung verwendet. Es gibt über 40 Arten, von denen jede sich in Aroma und Geschmack ähnelt, lediglich der Anbau ist anders. Bohnenkraut kann bis zu 50 cm hoch werden und ist einjährig. Dieses Heilkraut ist an sandigen, sonnigen und nährstoffarmen Plätzen zu finden. Die kurzstieligen Blätter sind behaart und haben eine lanzettartige Form. In der Blütezeit entwickelt es violette bis hellrosa farbene Blüten. Bohnenkraut hat folgende Inhaltsstoffe: Cienol, Pinen, Terpene, Zymen, Thymol sowie Carvacrol. Sein Duft ist würzig, sehr stark nach Kräutern.

ANWENDUNG

MAGEN-DARM-BESCHWERDEN

Bei Magenkrämpfen und zur besseren Verdauung oder Durchfall kann ein Tee aus Bohnenkraut Abhilfe schaffen. Seine Inhaltsstoffe wirken verdauungsfördernd, entkrampfend und beruhigend sowie antimikrobiell. Hier hilft ein Tee aus Bohnenkraut. Sie können frisches oder getrocknetes Kraut nehmen. Geben Sie ein bis zwei Teelöffel frisches Bohnenkraut (zehn Minuten ziehen lassen) oder getrocknetes Kraut (fünf Minuten ziehen lassen) in eine Tasse und übergießen es mit 250 ml heißem Wasser. Nach der Ziehzeit abseihen und trinken.

STIMMUNG/ GEMÜT HEBEN

Wenn Sie tagsüber mal erschöpft sein sollten und am frühen Abend müde, dann schafft ein Bad mit Basilikumblättern Abhilfe. Geben Sie dafür etwa anderthalb bis zwei Handvoll frische Blüten ins Badewasser und genießen Sie für 20 Minuten die vitalisierenden Kräfte des Basilikums. Hinterher werden Sie sich frisch und erholt fühlen.

9. Eukalyptus [Eucalyptus globulus]

Der Eukalyptus kommt ursprünglich aus Australien, ist aber inzwischen fast weltweit beheimatet. Er zählt zu den Myrtengewächsen, erreicht eine Höhe bis zu 60 cm und zeichnet sich durch seine schimmernden, lichtreflektierenden Blätter aus. Sie wachsen gegenständig an den Zweigen. Er ist einer der höchsten Bäume, die es gibt und seine Wurzeln gehen so tief in die Erde, bis sie Wasseradern finden. Verwendete Pflanzenteile sind die Blätter, die Zweigspitzen sowie sein ätherisches Öl. Seine Inhaltsstoffe sind Pinen, Cineol, Limonen, Cymen, Harze, Gerb- und Bitterstoffe, Euglobale sowie Geraniol und Flavonoide. Eukalyptus kann innerlich eingenommen werden, wenn keine Entzündungen im Magen-Darm-Bereich vorliegen. Für Babys, Schwangere und Kinder unter sechs Jahren ist Eukalyptus nicht geeignet, es besteht die Gefahr, dass die Lunge sich verkrampfen kann. Das gilt auch für Asthmatiker.

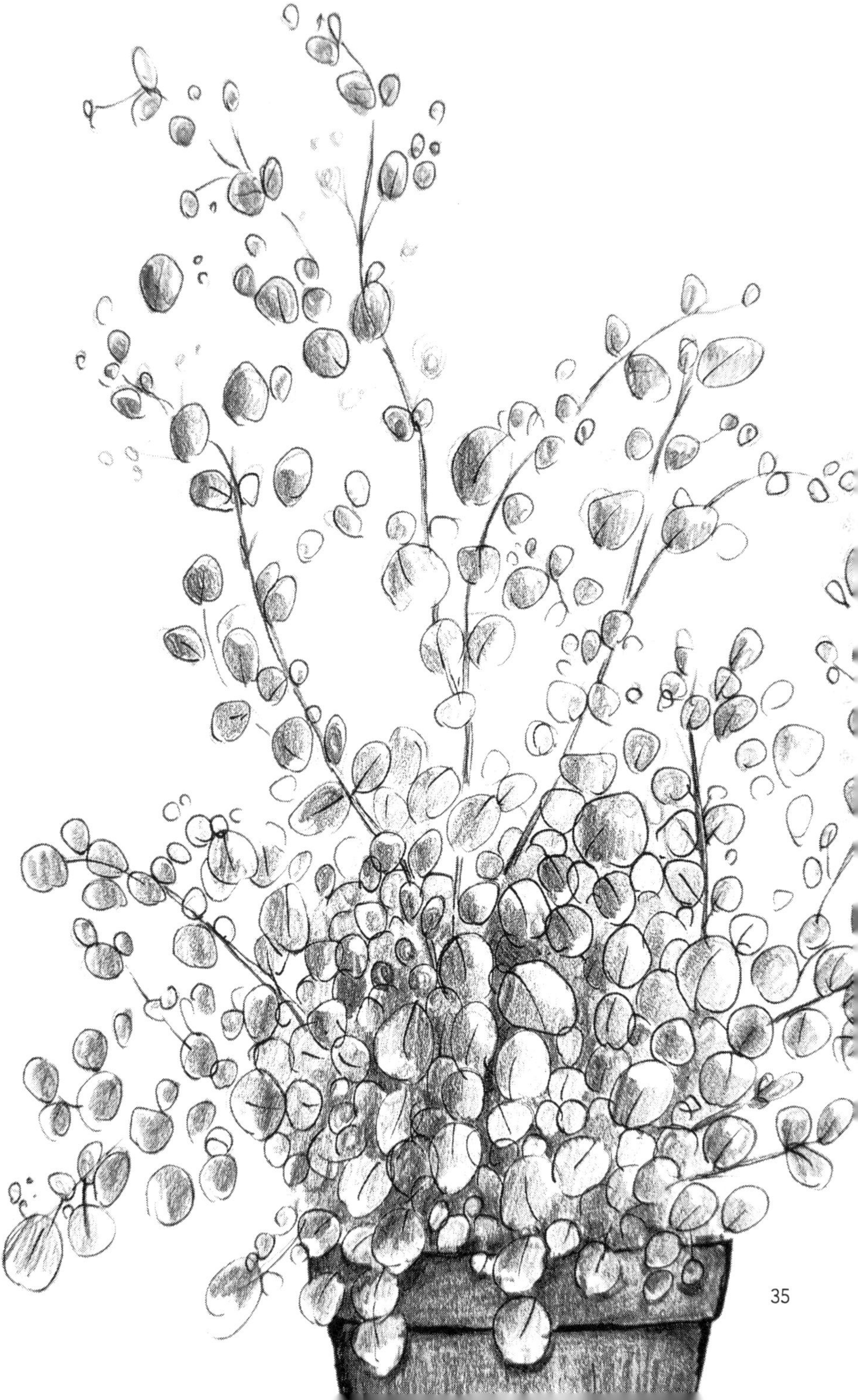

10. Fenchel [Foeniculum vulgare]

Fenchel, eine alte Heilpflanze, deren Duft bereits beruhigend auf uns wirkt. Es gehört zu den Doldenblütlern und zur Heilung werden seine Samen sowie Wurzeln eingesetzt. Zu seinen sehr heilsamen Inhaltsstoffen zählen Fenchon, ätherisches Öl, Citronella, Bergapten, Kampfer, Bor, Carvon, Citral, Cumarine, Kaffeesäure, Limonen, Linalool, Thymol, Eugenol, Vitamin C und Fumarsäure. Fenchel wächst in vielen Gärten, manchmal findet man ihn auch wildwachsend. Er ist eine zweijährige Pflanze mit bläulich dünnen Blättern und einem gestreiften Stängel. Bei Fenchel als Heilkraut sind keine Nebenwirkungen bekannt.

ANWENDUNG

HUSTEN MIT SCHLEIM

Wer eine Erkältung hat, bekommt oft gleichzeitig Husten. Manchmal ist es so festsitzender Husten, dass es beim Husten schon wehtut, aber der Schleim sich einfach nicht löst. Fenchel wirkt schleimlösend, krampflösend und antibakteriell, wodurch die Husten Symptome gelindert werden und Bakterien wirksam abgetötet werden. Der Auswurf wird erleichtert und die Atemwege vom Schleim erlöst. Fenchelhonig wirkt auf natürliche Weise Wunder und kann bereits Kindern ab zwei Jahren in geringen Mengen verabreicht werden. Geben Sie 10 g zerstoßene Fenchelsamen in 100 g Bienenhonig, verrühren beides kräftig und lassen es verschlossen für zehn Tage ziehen. Danach die Samen abseihen. Sie können bis zu dreimal am Tag jeweils einen Teelöffel Fenchelhonig in heißen Tee einrühren und trinken. Ihrem Kind geben Sie den so gesüßten Tee einmal täglich, am besten morgens nach dem oder zum Frühstück.

MAGEN-DARM-BESCHWERDEN

Bei Magen- oder Bauchschmerzen sowie Blähungen hilft Fenchel in Kombination mit Minze als Tee. Die Inhaltsstoffe dieser Kräuter ergänzen sich ideal und zusammen wirken sie entblähend, entkrampfend und entspannend sowie verdauungsfördernd. Für den Tee geben Sie 15 g Fenchelsamen, 10 g Bitterklee sowie 20 g Minzblätter und 10 g Anissamen in eine kleine Schüssel, mörsern die Kräuter und mischen dann alles gut durch. Nun zwei Teelöffel in eine Tasse geben, mit 250 ml heißem Wasser übergießen und zehn Minuten ziehen lassen. Abseihen und trinken.

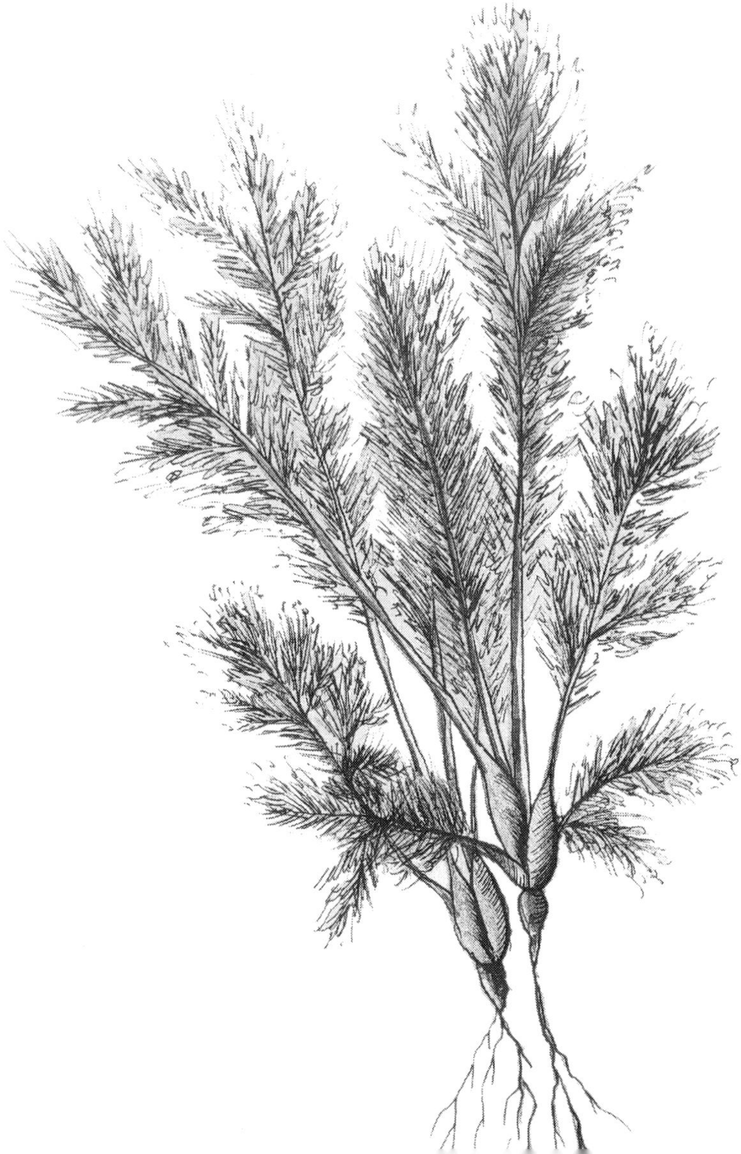

11. Frauenmantel [Alchemilla vulgaris]

Frauenmantel ist eine feine Pflanze, in dessen kelchartigen Blättern sich morgens der Tau sammelt. Er zählt zu den Rosengewächsen und sein blühendes Kraut wird für medizinische Zwecke verwendet. Dieses Heilkraut wird überwiegend in der Frauenheilkunde eingesetzt. Es ist eine mehrjährige Pflanze mit gelblichen Blüten, die in Rispen sitzen. Zu finden ist der Frauenmantel auf feuchten Wiesen, an Gräben und lichten Wäldern. Zu seinen Inhaltsstoffen zählen Gerbstoffe, Bitterstoffe, Harze, Tannine, Saponine sowie organische Säuren.

ANWENDUNG

FRAUENLEIDEN WIE WECHSELJAHRESBESCHWERDEN, MENSTRUATIONSBESCHWERDEN

Dass Frauenmantel so wirksam bei Frauenleiden ist, liegt daran, dass seine Pflanzenhormone dem weiblichen Hormon Progesteron ähnlich sind. So kann dieses Heilkraut Mangelzustände ausgleichen, sodass Schmerzen während der Periode und Beschwerden während der Wechseljahre gelindert werden. Außerdem wirken die Inhaltsstoffe entkrampfend, sodass sich die Gebärmutter entspannen kann. Gegen sämtliche Frauenbeschwerden hilft ein Tee aus Frauenmantel. Direkt nach der Geburt fördert dieser Heiltee den Milchfluss. Geben Sie einen Teelöffel Frauenmantelkraut in eine Tasse und übergießen sie mit 250 ml kochendem Wasser. Zehn Minuten ziehen lassen und dann abseihen. In Kombinationen mit anderen Heilkräutern ist der Tee noch wirksamer und besonders bei stärkeren Beschwerden geeignet. Mischen Sie 20 g Frauenmantelkraut, 20 g Kamillenblüten, 20 g Schafgarbe sowie 20 g Minze. Geben Sie zwei Teelöffel davon in eine Tasse, übergießen sie mit 250 ml kochendem Wasser und lassen den Tee zehn Minuten ziehen. Danach abseihen. Den Tee können Sie viermal täglich trinken.

12. Gänsedistel [Sonchus oleraceus]

Die Gänsedistel ist ein heimisches Wildkraut, das überwiegend an Ufern, Wegen und Gänsewiesen wächst. Es gehört zu den Rosengewächsen und seine verwendeten Pflanzenteile sind Blätter, Kraut und Wurzeln. Seine Inhaltsstoffe sind Gerbsäure, Gerbstoffe, Flavone, Bitterstoffe, Harze, krampflösende Stoffe sowie Glykoside. Die Gänsedistel braucht nährstoffreichen Boden. Seine Blätter mit über 20 Lappen sind rosettenartig, haarig und auf der Unterseite silbern. Die Ausläufer aus den Rosetten können eine Höhe bis zu einem Meter erreichen.

ANWENDUNG

MAGEN-DARM-BESCHWERDEN

Bei Magenkrämpfen wirkt Gänsedistel entspannend, schmerzstillend und krampflösend. Hier gibt es ein nicht nur sehr wirksames, sondern auch leckeres Rezept für Kräutermilch: Dazu kochen sie 250 ml Milch auf und geben ein EL Gänsedistel in eine Tasse. Die aufkochende Milch über das Kraut gießen, fünf Minuten ziehen lassen, abseihen und noch heiß in kleinen Schlucken trinken. Bis zu dreimal täglich kann eine Tasse davon getrunken werden. In der Milch (fetthaltig) lösen sich die Inhaltsstoffe besser auf.

HEXENSCHUSS

Bei einem Hexenschuss ist schnelle Linderung gefragt. Dagegen ist ein Kraut gewachsen. Trinken Sie folgendes Teerezept über den gesamten Zeitraum, den Ihr Hexenschuss andauert und der Schmerz wird jeden Tag ein bisschen mehr nachlassen. Die Inhaltsstoffe der Kräuter wirken entzündungshemmend, beruhigend auf Nerven und stören die Weiterleitung der Reize. Außerdem wirken sie zusätzlich abschwellend und entkrampfend. Mischen Sie 10 g Lavendelblüten, 20 g Weidenrinde, 15 g Teufelskralle Wurzeln, 10 g Gänsedistel, 15 g Königskerzen Blüten und 10 g Efeublätter und geben einen Esslöffel davon in eine Tasse. 15 Minuten ziehen lassen, dann abseihen. Bis zu drei Tassen täglich können Sie davon trinken.

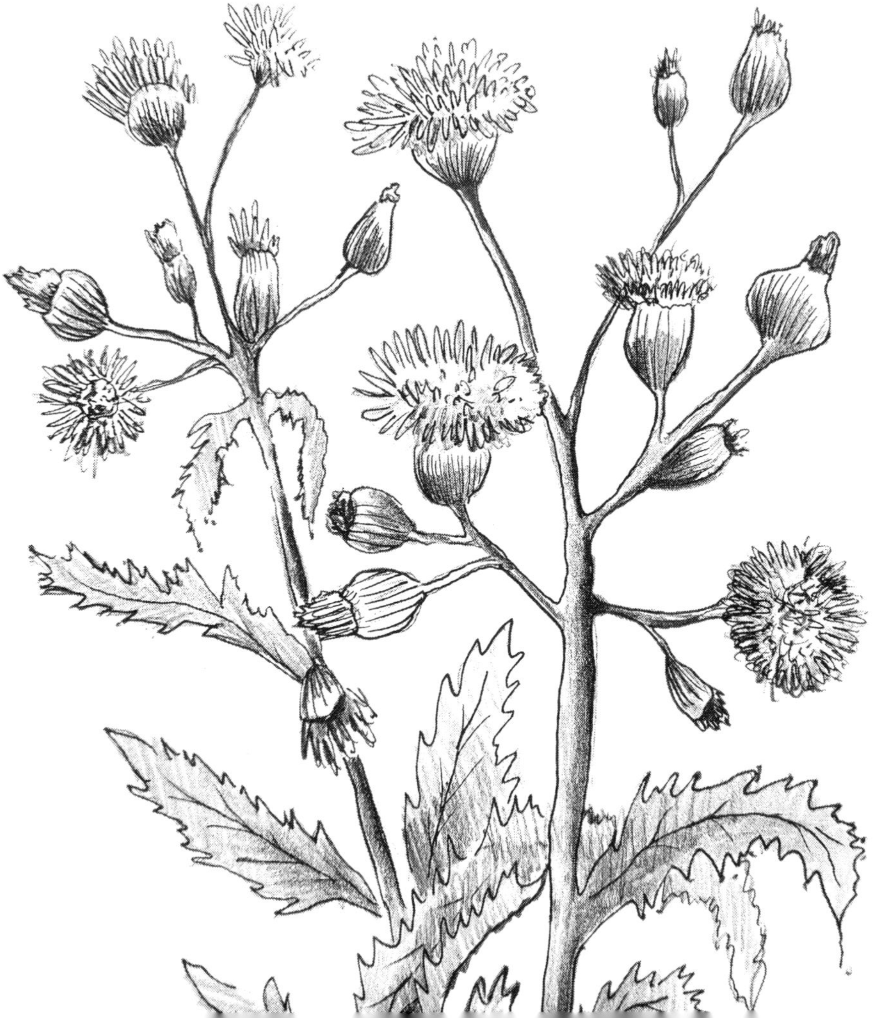

13. Huflattich [Tussilago farfara]

Huflattich erinnert vom Aussehen ein wenig an Löwenzahn, ist aber eine komplett andere Pflanze. Sie zählt zu den Korbblütlern und zu ihren Inhaltsstoffen zählen ätherische Öle, Schleim, Gerbstoffe, Gerbsäure, Bittersäure, Mineralstoffe, Inulin, Zink, Tannine, Salpeter, Saponine und Hyperin. Bekannt ist dieses Heilkraut auch unter dem Namen Tabakkraut. Huflattich bevorzugt sonnige Standorte, im Halbschatten bilden sich die Inhaltsstoffe nicht so gut aus. Er ist zu finden an Steinbrüchen, Bahndämmen, Böschungen und am Wegesrand in bergigen Gebieten. Er ist mehrjährig und zuerst kommen die Blüten aus dem Boden, dann erst die Blätter. Die Blüten sind hellgelb, der Stängel rötlich.

ANWENDUNG

ASTHMA UND BRONCHITIS

Huflattich ist bekannt für seine entkrampfenden, schleimlösenden, entzündungshemmenden und schleimhautschützenden Eigenschaften. Daher ist er besonders für Asthmapatienten und Bronchitis geeignet. Die Inhaltsstoffe legen sich wie Balsam auf die beanspruchte Lunge und die Bronchien und wirken auswurffördernd. Auch Patienten mit chronischem Husten können den Huflattichtee trinken. Dafür geben Sie Blüten und Blätter des Huflattichs (getrocknet) in eine Schüssel, mischen alles gut durch und geben zwei Teelöffel in eine Tasse. Diese übergießen Sie mit 250 ml heißem Wasser, zehn Minuten ziehen lassen und abseihen. Wenn Sie einen Teelöffel Huflattich (Blüten und Blätter) sowie einen Teelöffel Spitzwegerichblätter für den Tee nehmen, wirkt er noch besser auf die Atemwege. Durch den Spitzwegerich werden die Atemwege zusätzlich beruhigt. Sie können den Tee zweimal täglich trinken, aber nicht länger als vier Wochen. Bei dauerhafter Anwendung können Leberschäden entstehen.

14. Ingwer [Zingiber officinale]

Ingwer ist schon lange mehr als nur ein Gewürz. Sie ist eine alte Kulturpflanze, die schon vor tausend Jahren in China erfolgreich in der Heilkunst angewendet wurde. Sie ist mehrjährig und kann eine Höhe von bis zu einem Meter erreichen. Ingwer gehört zu den Ingwergewächsen, für medizinische Zwecke und auch für die Küche wird ausschließlich die Wurzel benutzt. Seine Inhaltsstoffe sind ätherische Öle, Gingerol, Zingiberen, Zingiberol und Shogaol. Über Ingwer sind keine Nebenwirkungen bekannt, allerdings sollten Kinder unter sechs Jahren keinen Ingwer aufgrund seiner Schärfe verzehren. Die Inhaltsstoffe von Ingwer hemmen ein bestimmtes Enzym, das in unserem Körper für die Schmerzweiterleitung zuständig ist. Dadurch kann Ingwer bei leichten bis mäßig schweren Schmerzen (Kopfschmerzen, Nervenschmerzen) als Ersatz für Tabletten eingenommen werden.

ANWENDUNG

REISEÜBELKEIT

Bei Reiseübelkeit, egal, ob im Auto, Bus oder Flugzeug, kann Ingwer die Übelkeit unterdrücken beziehungsweise mindern. Das ersetzt herkömmliche Medikamente und schmeckt zudem besser. Für kandierten Ingwer schälen Sie 250 g der Wurzel und schneiden sie in Würfel, Scheiben oder Stäbchen. Nun wird er in 500 ml Wasser für ein paar Minuten so lange gekocht, bis er weich wird. Danach fügen Sie 400 g Zucker hinzu und rühren gut um. Alles zusammen 20 Minuten köcheln lassen und im Topf über Nacht stehen lassen. Diesen Vorgang wiederholen Sie an weiteren zwei Tagen, jeweils wieder über Nacht stehen und abkühlen lassen. Kein Wasser hinzufügen, beim dritten Durchgang sollte das Wasser fast verdunstet sein. Ingwer gut abtropfen, zum Trocknen auf ein Backblech oder ähnlichem legen und wenn der Ingwer fast trocken ist, wälzen Sie ihn in Zucker. Nachdem die Stückchen nun vollständig getrocknet sind, in einer trockenen Vorratsdose aufbewahren.

IMMUNSYSTEM STÄRKEN

Die Inhaltsstoffe von Ingwer wirken abwehrsteigernd und virusstatisch. Das bedeutet, dass sie die Vermehrung von Viren hemmen und somit Erkältungen, Grippeerkrankungen und Atemwegserkrankungen vorgebeugt werden kann. Der Tee kann das ganze Jahr über getrunken werden, denn die Sommergrippe ist nicht unangenehmer als die typischen Erkältungserscheinungen im Winter. Ingwer muss nicht geschält werden, wenn die Schale vorher ordentlich gewaschen wurde. Schneiden Sie etwa ein daumengroßes- und dickes Stück Ingwer ab, dieses schneiden Sie in kleine Scheibchen oder Würfel und geben sie in eine Tasse. Gießen Sie 250 ml kochendes Wasser darüber, lassen es 10 bis 15 Minuten ziehen (am besten abgedeckt, damit die Inhaltsstoffe sich besser entwickeln können) und trinken. Den Ingwer müssen Sie zum Trinken nicht entfernen. Sie können zusätzlich noch ein bisschen Minze, Thymian oder Zitronengras zufügen.

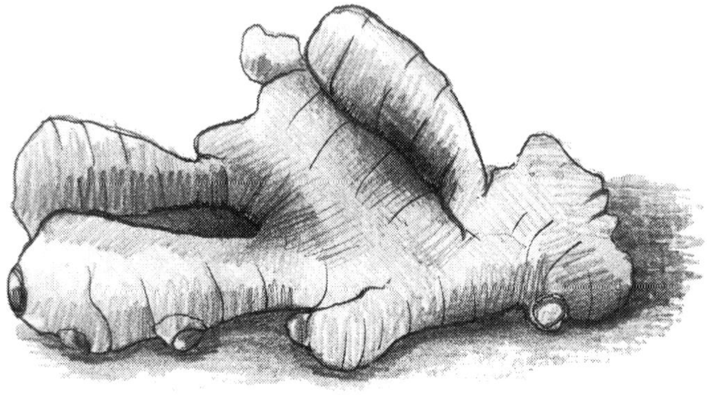

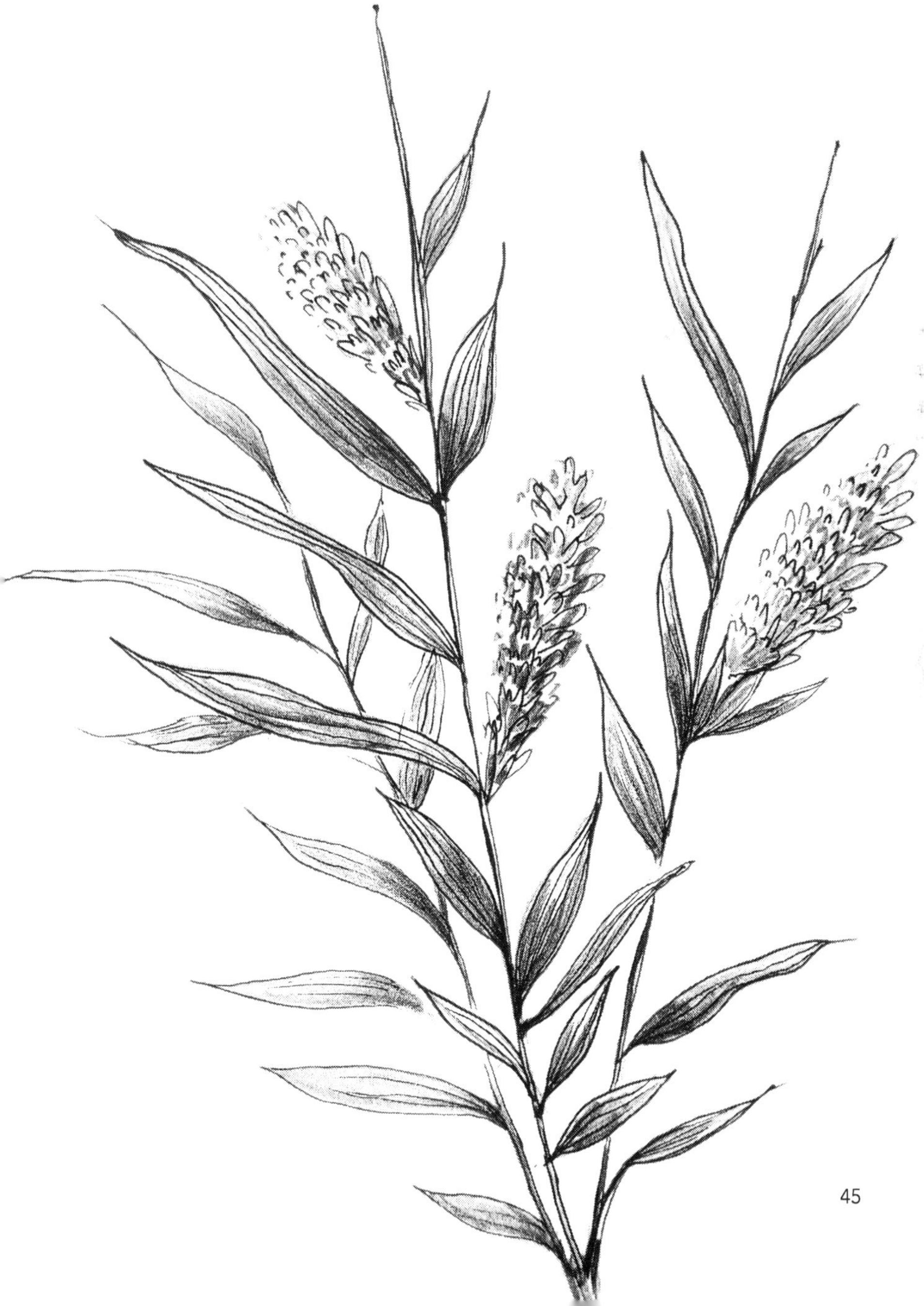

15. Johanniskraut [Hypericum perforatum]

Das Johanniskraut ist eine Mittsommerpflanze, deren Name vom Sankt-Johanni-Tag am 24. Juni abstammt. Das Kraut öffnet seine Blüten nämlich in der Zeit um die Sommersonnenwende, die hellgelb leuchten. Man findet das Johanniskraut vorwiegend an Böschungen, Gebüschen, Waldrändern und Steinbrüchen. Es bevorzugt kalkhaltigen Boden. Johanniskraut zählt zu als mehrjährige Pflanze zu den Hartheugwächsen und wird in der Regel 50 bis 80 cm hoch. Wenn Sie die Blüten zerdrücken, färben sich Ihre Finger leicht rötlich. Die Inhaltsstoffe sind Harze, ätherische Öle, Bitterstoffe, Flavonoide, Stearin, Gerbstoffe, Hyperinrot, Hypericin, Violaxanthin und Phytosterole. Da Johanniskraut die Haut sonnenempfindlich macht, sollte es nicht vor einem Sonnenbad oder längeren Aufenthalt in der Sonne eingenommen werden. Bei Einnahme dieses Heilkrauts kann die Wirkung der Pille, von immunsuppressiven Medikamenten sowie von Antibiotika, Gerinnungshemmern und Antiepileptiker abgeschwächt werden.

ANWENDUNG

DEPRESSIONEN

Johanniskraut wird überwiegend bei Depressionen eingesetzt. Es zeigte in einigen Studien ähnliche Wirkungen wie Standard Antidepressiva. Es hemmt die Wiederaufnahme von bestimmten Botenstoffen wie Serotonin und Noradrenalin zwischen den Nervenenden. Dadurch haben seine Inhaltsstoffe angsthemmende, beruhigende und antidepressive Wirkungen auf den Körper. Nach zwei bis drei Wochen ist die Wirkung dann vollständig eingetreten. Geben Sie ein bis zwei Teelöffel des Krauts in eine Tasse und übergießen Sie mit 250 ml heißem Wasser. Bitte kein kochendes Wasser nehmen, das würde die Inhaltsstoffe zerstören. Zehn Minuten ziehen lassen, abseihen. Zwei Tassen täglich können davon getrunken werden.

16. Kaktus-Feige [Opuntia ficus-indica]

Die Kaktus-Feige, auch Feigenkaktus genannt, kommt ursprünglich aus der Mittelmeerregion sowie Nordamerika. Er gehört zur Pflanzenfamilie der Kakteengewächse. Zu seinen Inhaltsstoffen zählen Ballaststoffe, Farbstoffe, Vitamine, Betacarotin, Mineralstoffe sowie Beta-Sitosterin. Verwendet werden seine Früchte und Blüten. Die Indianer verwendeten den Feigenkaktus für religiöse und mystische Zwecke, in Europa galten diese Pflanzen als Schutz gegen Einbrecher und wurden deshalb direkt vor den Häusern gepflanzt. Diese Pflanze ist mehrjährig, braucht viel Sonne und ist nicht winterhart. Daher sollte ihm durch ein winterfestes Hochbeet Wärme ermöglicht werden. Er hat gelb-orange Blüten, aus denen die kugelgroßen gelb-braunen Früchte wachsen. Die Kaktus-Feige muss als Topfpflanze gekauft werden, danach kann sie selbst aus den Ablegern angebaut werden. Der Geschmack dieser Früchte erinnert an den Geschmack von Birnen. Diese Heilpflanze ist auch für Anfänger leicht zu handhaben. Wichtig zu beachten ist nur, dass der Ableger ein paar Tage trocknet und dann mit Sand ins Hochbeet gepflanzt wird. Erst nach drei Wochen mit dem Gießen beginnen, da er sonst fault. Diabetiker sollten nicht zu viel von der Frucht essen und möglichst keinen Tee aus der Frucht trinken.

ANWENDUNG

HARNWEGSBESCHWERDEN

Bei leichten Blasenentzündungen oder der Neigung dazu kann die Kaktus-Feige stärkend als Tee getrunken werden. Dabei spielt es keine Rolle, ob die Blüten frisch oder getrocknet sind, die Wirkung ist hierbei dieselbe. Der Tee schmeckt sowohl kalt als auch warm. Geben Sie einen Liter Wasser in einen Topf und lassen es langsam kochen. Nach der Hälfte der Zeit legen Sie zehn Blüten des Feigenkaktus mit ins Wasser. Zehn Minuten köcheln lassen, abseihen. Kalt werden lassen oder warm trinken. Dreimal täglich eine Tasse oder Glas davon trinken.

RÄUCHERANWENDUNG

Mit den verholzten Teilen dieses Kaktus können Sie räuchern. Die verholzten Teile vorher trocknen. Der Duft soll unser Heim schützen und vor Unheil bewahren.

17. Kamille [Matricaria chamomilla]

Die Kamille zählt zu den wertvollsten und sanftesten Heilkräutern, die nahezu bei fast allen Beschwerden eingesetzt werden kann. Da sie in der Regel ganz in der Nähe von Getreide wächst, findet man sie kaum noch in der freien Natur, da sie von den Bauern entfernt wird. Sie gehört zur Familie der Korbblütler. Sie ist eine einjährige Pflanze, wird etwa 10 bis 60 cm hoch, besitzt gefiederte Blätter und gestielte Blütenköpfe. Die wertvollen Inhaltsstoffe sind ätherisches Öl, Flavone, Bitterstoffe, Cumarin, Harz, Schwefel, Werg, Gerbsäure, Gerbstoffe, Thujon, Farnesol, Herniarin sowie Azulen, Apiin und Chamazulen. Die verwendeten Pflanzenteile sind ihre Blüten.

ANWENDUNG

MAGEN-DARM-BESCHWERDEN

Die Inhaltsstoffe der Kamille wirken entkrampfend, beruhigend, entzündungshemmend und antibakteriell. Zusätzlich neutralisieren ihre Schleimstoffe die Säure im Magen und hemmen die Säureproduktion. Daher ist ein Tee mit Kamille sehr wohltuend und hilfreich bei Magen-Darm-Beschwerden wie Bauchschmerzen, Blähungen oder Durchfall. Falls die Beschwerden stärker sind, hilft eine Kombination mehrerer Kräuter. Mischen Sie dafür 20 g Kamillenblüten, 40 g Anissamen und 40 g Fenchelsamen gründlich in einer Schüssel. Pro Tasse ein Teelöffel Kräutermischung. Mit 250 ml heißem Wasser übergießen, zehn Minuten ziehen lassen, abseihen. Davon können Sie vier Tassen täglich trinken. Natürlich geht auch Kamille pur. Dafür geben Sie einen Teelöffel Kamillenblüten in eine Tasse, übergießen es mit 250 ml heißem Wasser und lassen es zehn Minuten ziehen. Danach abseihen.

ERKÄLTUNGSKRANKHEITEN

Wer eine Erkältung, Bronchitis und Nebenhöhlenentzündung hat, kann mit einem Dampfbad aus Kamille Abhilfe schaffen. Geben Sie dafür 10 g Kamilleblüten in eine Schüssel, gießen einen Liter kochendes Wasser darüber und halten Sie nun Ihren mit einem Handtuch bedeckten Kopf über die Schüssel. Atmen Sie etwa 15 bis 20 Minuten die wohltuenden Dämpfe ein. Wichtig: Mit der Nase einatmen, dem Mund ausatmen.

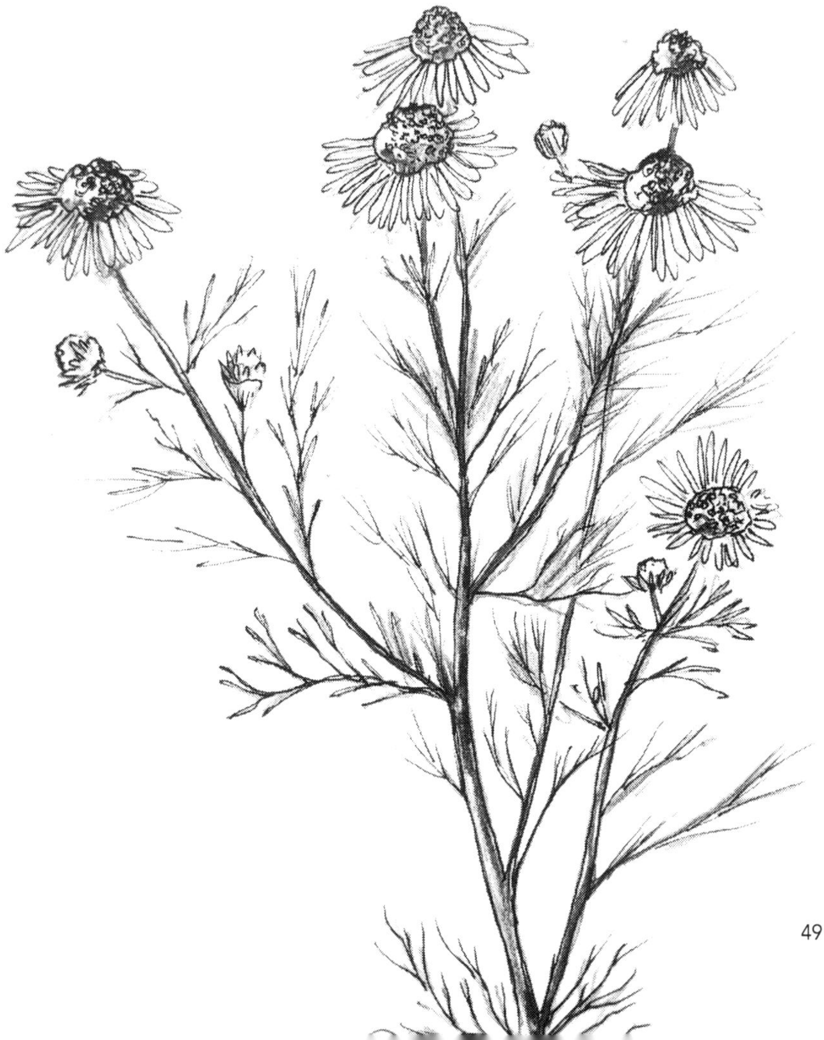

18. Kardamom [Elettaria cardamomum]

Kardamom gehört zur Familie der Ingwergewächse und kommt ursprünglich aus Asien. Allerdings wird bei dieser Pflanze nicht nur wie beim Ingwer die Wurzel, sondern auch die Früchte und die Samen verwendet. Seine Inhaltsstoffe sind Kampfer, Borneol, ätherisches Öl, Sitosterol, Campesterol, Stigmasterol und Salicylate, Antioxidantien und Eisen. Kardamom ist eine mehrjährige Pflanze mit dicken, langen Wurzeln. Wer unter Gallensteinen leidet, sollte auf Kardamom verzichten, ebenso Schwangere.

ANWENDUNG

MENSTRUATIONSBESCHWERDEN

Da die Inhaltsstoffe von Kardamom krampflösend und beruhigend sind, wirken sie erfolgreich bei Menstruationsbeschwerden. Sie lindern Schmerzen und entspannen die Muskulatur. Für einen beruhigenden, entspannenden und leckeren Kardamom-Honig-Tee geben Sie zwei Kardamomkapseln (Früchte) in einen Mörser und zerstoßen sie. Nun kochen Sie einen Liter Wasser in einem Topf auf, geben Kardamom dazu und lassen beides zehn Minuten köcheln. Danach alles in einen zweiten Topf seihen. Geben Sie nun 60 g gewürfelten Ingwer, drei EL Honig sowie zwei Anissterne hinzu. Noch mal zehn Minuten köcheln lassen und heiß trinken. Bis zu dreimal täglich können Sie eine Tasse davon trinken.

MUNDGERUCH

Wer unter Mundgeruch leidet, kann eine Kardamomkapsel kauen. Sie erfrischt den Atem und durch ihre antibakterielle Wirkung bekämpft sie obendrein Bakterien im Mundraum.

19. Kerbel [Anthriscus cerefolium]

Kerbel ist nicht nur ein bekanntes und beliebtes Küchenkraut, es lindert auch kleine alltägliche Beschwerden. Er zählt zu den Doldenblütlern und es wird ausschließlich sein Kraut verwendet. Auch Koriander und Petersilie gehören zu seiner Familie. Er erreicht eine Höhe von maximal 60 cm. Zu seinen Inhaltsstoffen gehören ätherisches Öl, Bitterstoffe, Kalzium, Kalium, Eisen, Zink, Apiin und Vitamin A sowie C. Er sollte stets frisch verwendet werden, da er getrocknet seine heilende Wirkung verliert. Kerbel mag es sonnig bis halbschattig und braucht nährstoffreichen Boden.

ANWENDUNG

HAUTERKRANKUNGEN

Durch seine tonisierenden sowie entzündungshemmenden Eigenschaften eignet sich Kerbel bei unreiner Haut sowie Ekzemen. Für wohltuende und heilende Wirkungen der Haut eignen sich Kerbelkompressen. Geben Sie drei Esslöffel Kerbelkraut in eine Schüssel und übergießen Sie mit 300 ml kochendem Wasser. Lassen Sie das Ganze 15 Minuten ziehen und legen dann für jeweils zehn Minuten mit diesem Kerbelwasser getränkte Kompressen auf die betroffenen Stellen.

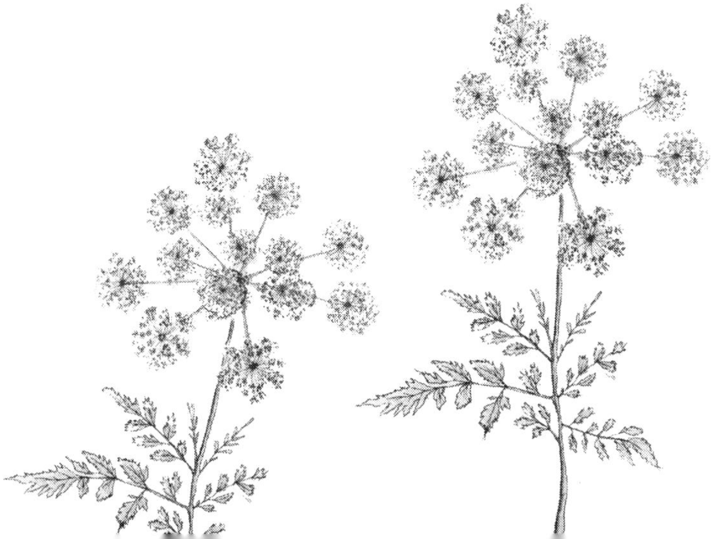

FASTEN/ ENTSCHLACKUNG

Kerbel eignet sich innerlich für die Entschlackung und Reinigung des Körpers. Die Inhaltsstoffe von Kerbel sind blutreinigend, harn- und schweißtreibend sowie stoffwechselanregend, blutdrucksenkend, durchblutungsfördernd und immunstärkend. All diese Wirkungen sind ideal für eine Entschlackung des Körpers. Kerbel unterstützt die Entgiftungsorgane, reinigt das Blut, regt den Stoffwechsel an und fördert die Durchblutung. Für einen Tee mit Kerbel geben Sie einen Teelöffel Kerbelkraut in eine Tasse, übergießen Sie mit 250 ml kochendem Wasser und lassen es zehn Minuten ziehen. Abseihen und trinken. Maximal zwei Tassen täglich über einen Zeitraum von vier Wochen trinken. Achten Sie darauf, dass Sie während des Fastens genug Wasser und andere ungesüßte Tees trinken (insgesamt 1,5 Liter).

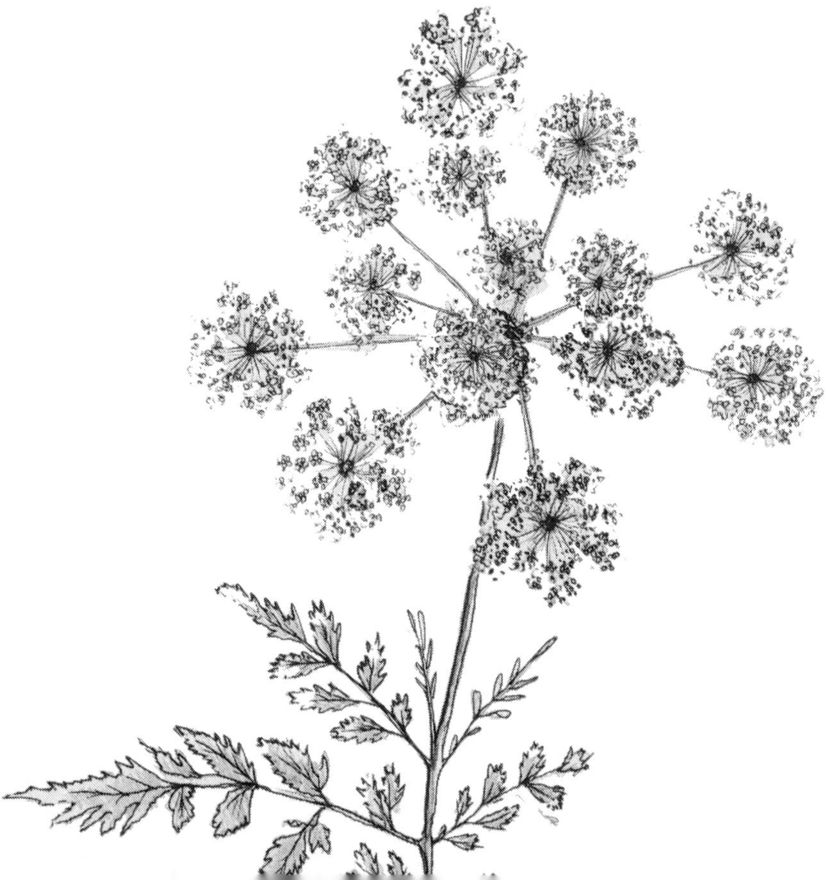

20. Kümmel [Carum carvi]

Kümmel ist eine Pflanze, die bereits vor vielen Hundert Jahren in Klostergärten zu finden war. Bekannt ist sie für ihre verdauungsfördernden und krampflösenden Eigenschaften, doch sie kann noch viel mehr. Sie zählt zur Familie der Doldenblütler und Verwendung finden ihre Blüten, die Wurzeln sowie die Blätter. Ihre Inhaltsstoffe sind ätherische Öle, Limone, Harze, Cumarine, Gerbstoffe, Pinen, Fettsäuren, Carvon, Carvol, Myrcen sowie Kaffeesäure. Einige Menschen reagieren allergisch auf Kümmel, sie sollten auf den Verzehr und die medizinische Anwendung verzichten. Das Verbreitungsgebiet von Kümmel ist groß, er wächst sowohl im Mittelmeerraum als auch in Vorderasien und Sibirien. Er wird bis zu 80 cm hoch und ist eine zweijährige Pflanze. Er hat fein gefiederte Blätter, sparrige Stängel sowie weiß-rötliche Blüten.

ANWENDUNG

MAGEN-DARM-BESCHWERDEN

Bei Magen-Darm-Beschwerden wie Blähungen, Völlegefühl und Bauchschmerzen kann Kümmel Abhilfe schaffen. Die Inhaltsstoffe wirken krampflösend, verdauungsanregend, antimikrobiell sowie beruhigend. Das schafft schnelle Linderung. Eine Teemischung mit anderen Heilkräutern ist sehr wirksam. Mischen Sie 40 g Kümmelsamen, 20 g Fenchelsamen, 20 Koriandersamen und 20 g Anissamen. Geben Sie zwei Teelöffel davon in eine Tasse und übergießen alles mit 250 ml heißem Wasser. Zehn Minuten ziehen lassen und abseihen. Dreimal täglich können sie eine Tasse davon trinken.

MUNDGERUCH

Auch Kümmelsamen helfen erfolgreich bei Mundgeruch. Nehmen Sie einen bis zwei Samen in den Mund und kauen Sie sie. Gekaut wirken die Samen erfrischend und sie sind obendrein antibakteriell, was für ein Abtöten von Bakterien im Mundraum sorgt.

21. Lavendel [Lavendula officinalis]

Lavendel war die Arzneipflanze des Jahres 2020. Sie sieht nicht nur schön aus, sie kann auf vielen Gebieten naturheilkundlich eingesetzt werden. Er gehört zu der Familie der Lippenblütler und seine Inhaltsstoffe sind Gerbstoffe, ätherische Öle, Saponin, Cumarin, Keton, Glykosid. Wer Lavendel innerlich eingenommen hat, sollte bedenken, dass dieses Heilkraut schläfrig machen kann und somit das Bedienen von Maschinen und Fahrzeugen lieber unterlassen werden sollte. Verwendet werden seine Blüten. Lavendel kann bis zu einem Meter hoch werden und er besitzt stark duftende violettblaue Blüten. Außerdem bevorzugt Lavendel sonnige Standorte.

ANWENDUNG

SCHLAFSTÖRUNGEN

Wer Probleme mit dem Einschlafen hat, profitiert von der Wirkung des Lavendels. Er ist beruhigend, entspannt, beruhigt die Nerven und löst Ängste. Für einen beruhigenden und schlaffördernden Tee geben Sie zwei Teelöffel Lavendelblüten in eine Tasse, übergießen sie mit 250 ml heißem Wasser und lassen ihn fünf bis zehn Minuten ziehen. Anschließend dann kurz noch abseihen. Als Mischung mit Baldrian oder Johanniskraut schmeckt und wirkt der Tee genauso gut. Dafür geben Sie je einen halben Teelöffel Lavendelblüten und Baldrian oder Johanniskraut in die Tasse. Dann mit 250 ml heißem Wasser übergießen, zehn Minuten ziehen lassen und abseihen.

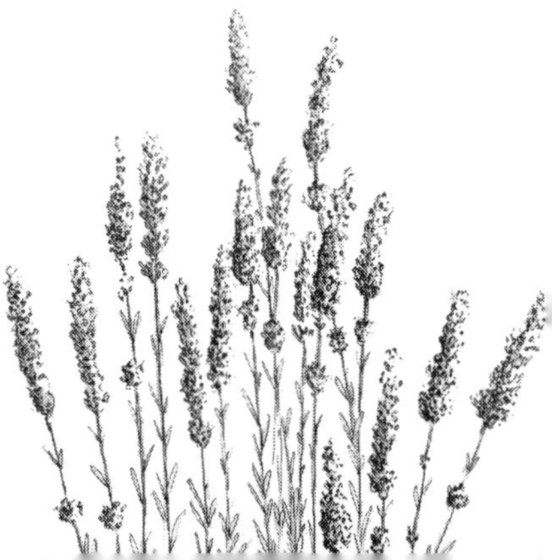

MUSKELSCHMERZEN

Bei Muskelschmerzen, Muskelkater und Rheuma hilft Lavendel äußerlich. Er wirkt in diesem Bereich entspannend, entzündungshemmend und durchblutungsfördernd. Für einen heilsamen Kräuteressig setzen Sie 10 g Lavendelblüten mit 10 g Weingeist in 80 ml Weinessig an. Fünf Tage geschlossen ziehen lassen, dann abseihen und die schmerzenden Stellen damit einreiben. Bis zu dreimal täglich können Sie diesen Vorgang wiederholen.

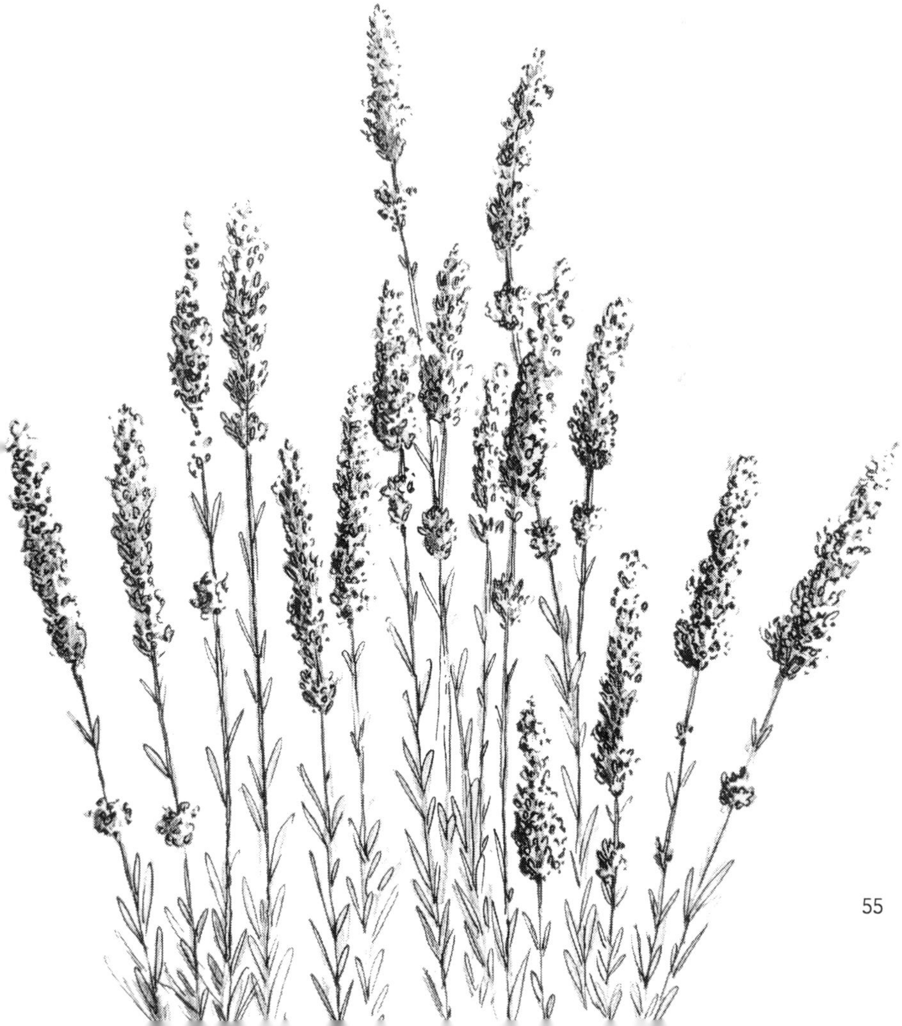

22. Löwenzahn [Taraxacum officinale]

Löwenzahn ist den meisten Menschen als Unkraut bekannt. Doch damit verkennen sie die Heilpflanze. Löwenzahn ist eine Heilpflanze, die viele Beschwerden lindern kann. Sie ist eine mehrjährige Pflanze, die zur Familie der Korbblütler gehört und dessen Wurzel bis zu 50 cm lang werden kann. Ihre Blätter sind gezackt und erinnern an Zähne. Am Ende des hohlen Stängels, der am Innenrand seine wertvolle Milch produziert, befinden sich die gelben Sammelblüten. Nach der Blüte wird er zur bei Kindern beliebten Pusteblume. Verwendet werden seine Blätter, Wurzeln und Blüten. Zu den Inhaltsstoffen zählen Mineralstoffe, Bitterstoffe, Vitamine, Cholin und Inulin. Da Löwenzahn den Gallenfluss anregt, sollte er innerlich nicht angewendet werden bei Gallensteinen, Leberproblemen und Darmverschluss.

ANWENDUNG

ENTGIFTUNG

Für eine Entgiftung des Körpers ist Löwenzahn bestens geeignet. Er wirkt harntreibend, blutreinigend, blutbildend. In Kombination mit anderen Heilkräutern ist er als Entschlackungstee geeignet. Mischen Sie dafür 20 g Birkenblätter, 20 Löwenzahnwurzel mit Kraut, 40 g Brennnesselkraut und 20 g Schlehdornblüten. Einen Teelöffel der Mischung in eine Tasse geben, mit 250 ml kochendem Wasser übergießen, zehn Minuten ziehen lassen und abseihen. Sie können den Tee vier Wochen lang ein- bis dreimal täglich trinken und nicht vergessen, neben dieser Kur täglich 1,5 Liter zusätzlich Wasser und ungesüßten Tee zu trinken.

IMMUNSYSTEM STÄRKEN

Kraftspendend, Energie verleihend und immunstärkend sind die Inhaltsstoffe des Löwenzahns. Die tonisierende Wirkung hilft uns, gesund zu bleiben und spendet uns die nötige Energie, die wir für den Tag brauchen. Hierbei unterstützt ein leckerer und gesunder Löwenzahn Smoothie. Geben Sie fünf

Löwenzahnblätter, 100 ml Bio Apfelsaft, eine in Stückchen geschnittene Birne sowie einen EL Löwenzahnhonig in einen Mixer und mixen alles schön durch. Wenn die Zutaten flüssig sind, genießen. Jeden Tag einen Löwenzahn-Smoothie trinken.

23. Majoran [Majorana hortensis]

Majoran zählt mit zu den beliebtesten Küchengewürzen, hat jedoch auch Heilkräfte, was viele nicht wissen. Es zählt zu den Lippenblütlern, verwendet wird ausschließlich sein Kraut. Seine Inhaltsstoffe sind Bitterstoffe, Gerbstoffe, Gerbsäure, ätherische Öle, Rosmarinsäure, Vitamin C, Thymol, Zink, Limonen, Menthol, Eugenol, Geraniol, Borneol, Arbutin und Saponine. Schon im Altertum kannte man in Afrika dieses Heilkraut. Die Griechen nutzten es als Liebesmittel. Seit Majoran im 16. Jahrhundert von den Mönchen in die Klöster gebracht wurde, ist es auch bei uns in Mitteleuropa bekannt. In freier Natur ist diese Pflanze selten anzutreffen, sie findet sich überwiegend in privaten Gärten. Majoran erreicht eine Höhe bis maximal 50 cm, zudem ist er der Bruder des Oregano, weshalb beide den gleichen würzigen Duft haben. Seine Stängel sind vierkantig, an denen die ellipsenförmigen Blätter wachsen.

ANWENDUNG

WUNDHEILUNG

Bei leichten Wunden, Ekzemen, leichten Zerrungen, leichten Verbrennungen und Juckreiz schafft eine kombinierte Creme mit Majoran Abhilfe. Es sind zwei Schritte nötig. Als erstes benötigen Sie sechs Stängel Thymian, sechs Spitzen Majoran sowie vier Blüten der Ringelblume. Alle Kräuter geben Sie in ein Schraubglas, füllen es mit so viel Olivenöl auf, bis alle Kräuter komplett bedeckt sind und verschließen das Glas. Nun stellen Sie es in ein Wasserbad, lassen das Ganze 15 Minuten köcheln, abkühlen lassen und an einem warmen Platz für eine Woche stehen lassen. Jeden Tag das Glas einmal kräftig durchschütteln, damit sich die Inhaltsstoffe besser verteilen können. Abgießen, in eine dunkle Flasche füllen. Nun können Sie die Creme herstellen. Vermischen Sie 25 ml des Ölauszuges mit 12 g Wollwachs (ohne Wasser) und 3 g Bienenwachs in einem Glas, in ein anderes Glas geben Sie 25 ml Wasser. Nun beide Gläser in ein Wasserbad stellen. Sind die festen Bestandteile des Glases mit dem Ölauszug geschmolzen, gießen Sie langsam nach und nach das Wasser hinzu, bis es alle ist. Nun heißt es rühren, bis die Creme lauwarm ist. Als letzten Schritt geben Sie zur lauwarmen Creme 20 Tropfen ätherisches Thymianöl, rühren kräftig durch und füllen die Creme in einen Tiegel. Die Creme ist ein halbes Jahr haltbar und kann beliebig oft auf die Haut aufgetragen werden.

ERKÄLTUNGSKRANKHEITEN

Bei Schnupfen und Husten hilft ein Tee mit Majoran. Das liegt an seiner schleimlösenden, antibakteriellen, beruhigenden und krampflösenden Wirkung. Geben Sie dafür ein bis zwei Teelöffel Majorankraut in eine Tasse, gießen 250 ml heißes Wasser darüber und lassen alles zehn Minuten ziehen. Abseihen und täglich zwei Tassen trinken, solange die Beschwerden anhalten. Den Tee können auch schon Kinder ab zwei Jahren trinken, dann eine Tasse täglich.

24. Minze [Mentha piperita]

Wenn ich von Minze spreche, meine ich hier die Pfefferminze. Denn es gibt über 30 Sorten Minze, angefangen bei der Apfelminze über die grüne Minze bis zur Schokoladenminze. Als Heilmittel ist die Pfefferminze am bekanntesten, daher wird sie hier behandelt. Sie zählt zu den Lippenblütlern, wird bis zu 30 cm hoch und es werden ausschließlich ihre Blätter verwendet. Sie besitzt wertvolle Inhaltsstoffe wie Menthol, ätherische Öle, Bitterstoffe, Gerbstoffe, Enzyme, Flavonoide und Valeriansäure. Pfefferminze ist im Allgemeinen sehr gut verträglich. Ihre Stängel sind kantig und ihre dunkelgrünen Blätter sind länglich und fein gesägt.

ANWENDUNG

KOPFSCHMERZEN

Besonders bei Kopfschmerzen bringt Pfefferminze die nötige Kühlung und Schmerzlinderung, da die Inhaltsstoffe beruhigend auf die Nerven wirken und schmerzstillend sind. Für einen wirksamen Pfefferminz-Pflanzenölauszug benötigen Sie vier Handvoll getrocknete Pfefferminzblätter, die Sie in ein Schraubglas geben. Dann füllen Sie das Glas mit Pflanzenöl auf (Olivenöl oder Jojobaöl), bis alle Pflanzenteile vollständig damit bedeckt sind. Nun das Glas verschließen und sechs Wochen ohne Sonnenbestrahlung bei Zimmertemperatur ziehen lassen. Schütteln Sie das Glas alle zwei Tage gut durch, damit sich die Wirkstoffe besser entfalten können. Nach den sechs Wochen abseihen und das Öl in eine dunkle Flasche abfüllen. Sie können nun bei Kopfschmerzen einige Tropfen des Öls auf ein Taschentuch geben und vorsichtig auf Stirn und Schläfe auftragen sowie, wenn Sie mögen, sich ein wenig davon zufächeln.

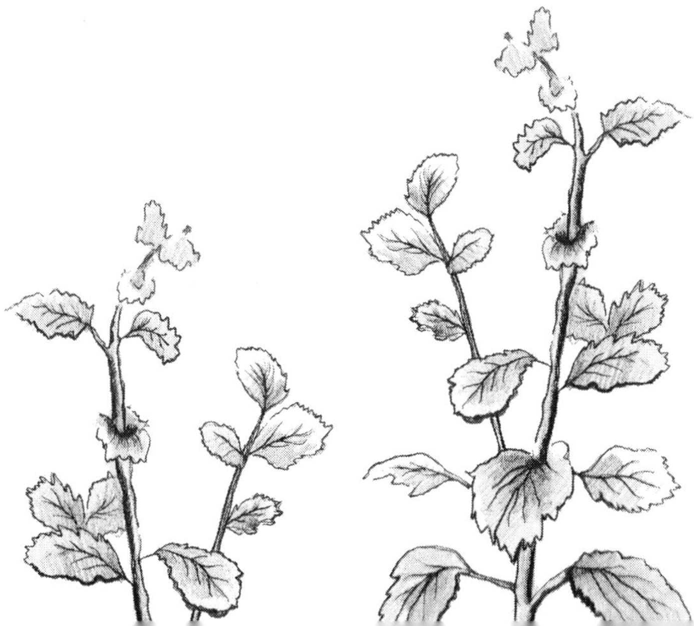

REIZDARM

Die Pfefferminze kann innerlich angewendet Linderung bei einem Reizdarm bringen. Das liegt an ihren krampflösenden, entspannenden und entzündungshemmenden sowie schmerzstillenden Wirkstoffen. So können Blähungen gelindert werden und dem ständigen Wechsel zwischen Verstopfung und Diarrhoe wird vorgebeugt. Für den beruhigenden Tee geben Sie einen Esslöffel frische oder getrocknete Pfefferminzblätter in eine Tasse, gießen 250 ml heißes Wasser darüber und lassen es fünf Minuten ziehen. Dann abseihen und bis zu dreimal täglich eine Tasse davon trinken.

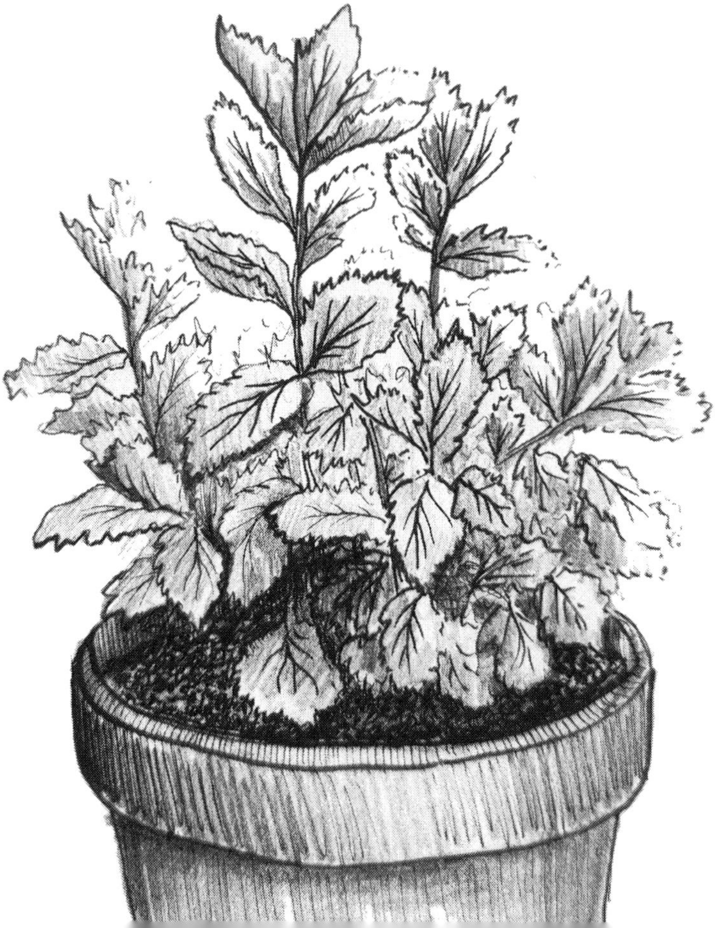

25. Nachtkerze [Oenothera biennis]

Die Nachtkerze ist wahrscheinlich die schönste Heilpflanze überhaupt, denn sie blüht auch nachts. Ihre hellgelbe Blüte strahlt in die Dunkelheit, was ein guter Grund ist, spät abends im Sommer einen Spaziergang zu machen. Die Nachtkerze wächst vorwiegend an Wegrändern. Sie zählt zu den Nachtkerzengewächsen und verwendet werden ihre Wurzeln sowie die Blätter. Zu ihren Inhaltsstoffen zählen Eiweiß, Stärke, Mineralstoffe, Gerbstoffe sowie ein hoher Anteil an Gamma-Linolensäure. Diese Heilpflanze ist zweijährig und an Wegrändern, Bahndämmen sowie an steinigen Stellen zu finden. Ihr Stängel ist rot, die Blätter sind eiförmig und sie besitzt sonnengelbe, hell leuchtende Blüten, die auch nachts blühen. Ursprünglich kommt die Nachtkerze aus Nordamerika, seit dem 17. Jahrhundert wurde sie über den Seeweg in Europa bekannt. Sie wird etwa 80 cm hoch. Aufgrund des hohen Aufkommens an Gamma-Linolensäuren sind besonders die Samen der Nachtkerze hochwirksam. Das sind essenzielle Fettsäuren, die unser Körper nicht selbst produzieren kann. Schwangere, Stillende sowie Epileptiker sollten die Nachtkerze nicht innerlich verwenden. Bei einer Überdosierung kann gelegentlich Übelkeit auftreten.

ANWENDUNG

PRÄMENSTRUELLES SYNDROM (PMS)

Bei diesen Stoffwechselstörungen bei Frauen überwiegend mittleren Alters hilft ein Tee mit Nachtkerze. Hierfür werden die frischen Blätter verwendet, da sie krampflösend, beruhigend, entzündungshemmend und entspannend wirken. Geben Sie einen Teelöffel der Blätter in eine Tasse, übergießen sie mit 250 ml kochendem Wasser und lassen es zehn Minuten ziehen. Absei-hen, langsam trinken. Maximal drei Tassen davon trinken, solange die Beschwerden andauern.

HAUTERKRANKUNGEN

Bei entzündlichen Hauterkrankungen wie Neurodermitis, Schuppenflechte oder Ekzemen hilft ein Öl aus den Samen der Nachtkerze. Die Gamma-Linolensäure ist am Aufbau der Zellmembranen beteiligt, bilden die Basis der Hautlipiden und sind damit wundheilend, zellerneuernd, beruhigend, astringierend, entzündungshemmend. Wichtig ist, dass Sie die Nachtkerze abnehmen, bevor sie ihre Samenkapseln öffnet. Dann an einem warmen, möglichst sonnigen Ort trocknen, bis sie braun sind. Beim Lösen der Kapseln werden Sie vielleicht einen leichten Duft nach Fisch feststellen, das liegt jedoch nur an den essenziellen Säuren. Riecht es unangenehm für Sie, können Sie gern einen Tropfen ätherisches Zitronenöl oder Orangenöl hinzufügen. Leeren Sie fünf Samenkapseln in einem Mörser und geben ein verriebenes Blatt Nachtkerze hinzu. Zerstoßen Sie alles kräftig zu einem Pulver. Nun geben Sie 20 ml Jojobalöl hinzu und mörsern weiter. Mörsern Sie solange, bis das Öl ganz weich geworden ist und keine festen Bestandteile mehr enthalten sind. Dann abseihen, in ein dunkles Fläschchen füllen und im Kühlschrank aufbewahren. Dreimal täglich können Sie die betroffenen Hautstellen damit einreiben.

26. Oregano [Origanum vulgare]

Der Oregano gehört zur Familie der Lippenblütler und zur Pflanzengattung Dost. Deswegen ist er vielleicht einigen von Ihnen eher als Dost bekannt. Verwendete Pflanzenteile sind die Blätter sowie das blühende Kraut. Zu seinen Inhaltsstoffen gehören Bitterstoffe, Gerbstoffe, Thymol, ätherisches Öl sowie Carvacrol. Bei einer bestehenden Schwangerschaft sollte Oregano als Heilkraut nicht innerlich eingenommen werden. Dieses Gewürz- und Heilkraut bevorzugt sonnige und warme Plätze, daher ist es oft auf Bergwiesen und an Hängen zu finden. Sein Stängel ist rötlich, die Blüten weinrot.

ANWENDUNG

ATEMWEGSERKRANKUNGEN

Oregano im Tee wirkt optimal gegen Atemwegserkrankungen wie Bronchitis, Husten, Erkältung. Seine Inhaltsstoffe wirken beruhigend, schmerzstillend, entzündungshemmend sowie antiviral und antibakteriell. Für einen Tee mit Oregano geben sie einen Teelöffel Oreganokraut in eine Tasse, übergießen sie mit 250 ml kochendem Wasser und lassen es zehn Minuten ziehen. Dann abseihen und trinken. Bis zu drei Tassen täglich können Sie davon trinken.

HALSSCHMERZEN, RACHENENTZÜNDUNG

Halsschmerzen vor einer Erkältung oder Mandelentzündung sind unangenehm. Oregano hilft hier durch seine desinfizierende, antibakterielle sowie antivirale Wirkung. Für selbst gemachtes Oreganoöl zum Gurgeln bei Schmerzen und Entzündungen im Hals: Geben Sie 750 g frisches Oreganokraut in ein Schraubglas, schütten so viel Olivenöl darüber, bis alles vollständig bedeckt ist. Glas schließen und drei Wochen an einem dunklen, kühlen Ort ziehen lassen. Jeden zweiten Tag gut durchschütteln. Nach der Zeit abseihen, in eine dunkle Flasche füllen und kühl lagern. Bis zu sechs Monate ist es haltbar. Geben Sie dann bei Halsentzündungen bis zu viermal täglich je drei Tropfen des Öls in ein Glas Wasser und gurgeln.

27. Piment [Pimenta dioica]

Piment stammt aus der Familie der Myrtengewächse und kommt ursprünglich aus der Karibik. Verwendet werden seine Früchte. Bekannt ist Piment auch unter den Namen Jamaikapfeffer und Nelkenpfeffer. Columbus war es, der dieses Heilgewürz nach Europa brachte. Zu den Inhaltsstoffen von Piment zählen Harze, Gerbstoffe, Palmitinsäure, Eugenol, Cineol, Vitamin C sowie Caryophyllen. Piment hat eine Besonderheit: In unseren Breitengraden wächst Piment maximal 2,5 Meter in die Höhe und ist ein Strauch. Auch wenn große Pflanzen eigentlich nicht ins Hochbeet sollen, macht Piment hier trotzdem Sinn. Zum einen kann es im Hochbeet angezogen werden und entwickelt sich so besser. Zum anderen ist Piment tatsächlich ein sehr spannendes Experiment und Studienprojekt. Ein passionierter Gärtner wird viel Freude daran haben, auch wenn Piment am Ende nicht im Hochbeet steht, sondern daneben.

Wenn er im ersten Jahr im Hochbeet gezogen wird, gedeiht er prächtig, trägt ab dem siebten Jahr Früchte und erreicht ein Alter bis 100 Jahre und das auch in unseren Breitengraden. Piment ist immergrün mit einer dichten Belaubung und ledrigen, eiförmigen Blättern. Gezogen wird der Pimentbaum aus den Samen. Da er eine Minimaltemperatur von maximal 5 Grad verträgt, sollte er im Herbst und Winter möglichst unter Glas, damit die dauerhafte Wärme garantiert werden kann, die Piment benötigt. Piment kann ganzjährig geerntet werden, wenn er es dauerhaft warm hat (ein Gewächshaus eignet sich dafür ebenso gut wie ein Wintergarten). Da Piment ein sehr interessantes Studienobjekt für sämtliche Generationen ist, trauen Sie sich und wagen sich an diese Herausforderung, die Piment Ihnen bietet. Sie werden viele interessante Beobachtungen machen und viele Jahre Ihre Freude an diesem Heilgewürz haben. Da Piment wehenfördernd ist, sollten Schwangere kein Piment zu sich nehmen.

ANWENDUNG

MAGEN-DARM-BESCHWERDEN

Bei Beschwerden wie Blähungen, Verdauungsstörungen und Übelkeit hilft ein Tee mit Piment. Die Inhaltsstoffe wirken beruhigend, verdauungsfördernd, entzündungshemmend, antimikrobiell und schmerzstillend. Geben Sie dafür einen halben Teelöffel der Früchte (Körner) in eine Tasse, übergießen diese mit 250 ml kochendem Wasser und lassen sie abgedeckt zehn Minuten ziehen. Abseihen und warm genießen.

ZAHNSCHMERZEN

Durch die schmerzstillende, entzündungshemmende und antiseptische Wirkung des Piment lindert es verlässlich Zahnschmerzen. Benutzen Sie dafür den Tee (ungesüßt) mehrmals täglich als Mundspülung. Sie können für die Mundspülung gern einen halben Teelöffel mehr an Körnern nehmen.

MUSKELSCHMERZEN

Bei Muskelschmerzen und rheumatisch bedingten Beschwerden hilft ein Massageöl mit Piment. Sie können mehrmals täglich damit die betroffenen Stellen einreiben. Mörsern Sie drei Esslöffel Pimentfrüchte (Körner). Wenn es im Mörser zu anstrengend ist, benutzen Sie eine Gewürzmühle. Geben Sie das Pulver in ein Schraubglas und füllen es mit 50 ml Jojobaöl auf. Verschließen und zwei Wochen ziehen lassen, am besten bei Zimmertemperatur. Jeden Tag etwas schütteln. Danach abseihen und in ein dunkles Fläschchen geben.

ANWENDUNG

ERKÄLTUNGSKRANKHEITEN

Am bekanntesten ist die Anwendung bei Erkältungskrankheiten. Hier eignet sich ein Dampfbad, da die Inhaltsstoffe des Eukalyptus antibakteriell, schleim- und auswurffördernd, antiseptisch, krampflösend sowie keimtötend wirkt. Das Husten fällt leichter, Schleim kann abgehustet werden und die Nase wird frei. Geben Sie für ein wohltuendes Dampfbad etwa eine Handvoll Eukalyptusblätter in eine Schüssel, gießen einen Liter kochendes Wasser darüber und inhalieren Sie mit einem Handtuch über dem Kopf etwa fünf Minuten die Dämpfe ein. Kombiniert mit je einer kleinen Handvoll Eukalyptusblättern, Thymian, Rosmarin, Fichtennadeln und zwei Esslöffeln Sahne spenden die Heilkräuter ein wohltuendes Bad vor dem Schlafengehen.

HAUTERKRANKUNGEN

Bei entzündlichen Hauterkrankungen wie Gürtelrose, Geschwüren, Akne oder schlecht heilenden Wunden hilft eine Kompresse mit Eukalyptus. Hier wirken die desinfizierenden und zellerneuernden Eigenschaften dieser Heilpflanze. Geben Sie in eine Schüssel etwa drei- bis vier Teelöffel Eukalyptusblätter, übergießen diese mit etwa 500 ml heißem Wasser und lassen alles 10 bis 15 Minuten ziehen. Dann die Kompressen für je fünf bis zehn Minuten auf die betroffenen Stellen legen. Bis zu dreimal wiederholen. Diesen Vorgang können Sie pro Tag dreimal anwenden.

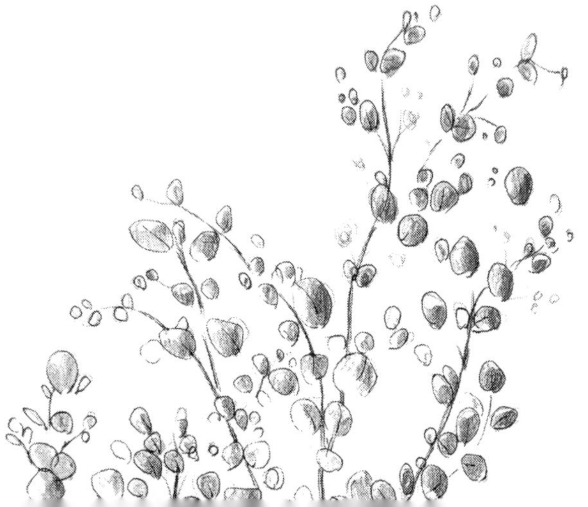

28. Ringelblume [Calendula officinalis]

Die Ringelblume gilt schon seit langen Zeiten als ein Wunderheilmittel. Bereits Hildegard von Bingen setzte sie damals schon erfolgreich bei Lebensmittelvergiftungen ein. Die Ringelblume gehört zu den Korbblütlern und ihre verwendeten Pflanzenteile sind die Blüten sowie Blätter. Die Inhaltsstoffe der Ringelblume, die bei sehr vielen Beschwerden eingesetzt werden können, sind unter anderem Bitterstoffe, Saponine, ätherisches Öl, Glykoside, Carotinoide, Flavonoide, Calendula-Sapogenin, Taraxasterol und Salizylsäure. Sie ist eine einjährige Pflanze und wird 30 bis 60 cm hoch. Die behaarten Blätter sind spatelförmig, die Korbblüten leuchten orange-gelb.

ANWENDUNG

HAUTERKRANKUNGEN

Ringelblume wird besonders erfolgreich äußerlich bei Hauterkrankungen, egal, ob entzündlich oder schlecht heilenden Wunden, eingesetzt. Die Inhaltsstoffe dieses Heilkrauts wirken wundheilend, antimikrobiell sowie entzündungshemmend. Außerdem fördert es neben der Wundheilung die Regeneration von Wunden, ist also zellerneuernd. Für ein selbst gemachtes Ringelblumenöl bei geschädigter oder entzündeter Haut wie bei Gürtelrose oder Neurodermitis geben Sie vier bis fünf Handvoll Ringelblumenblüten in ein Schraubglas und gießen so viel Rapsöl hinein, bis alle Blüten komplett bedeckt sind. Das Glas verschließen und sechs Wochen an einem warmen und sonnigen Platz ziehen lassen. Täglich einmal gut durchschütteln. Nach dieser Zeit abseihen und in eine dunkle Flasche umfüllen, verschließen. Das Öl können Sie mehrmals täglich in die betroffenen Hautstellen einreiben.

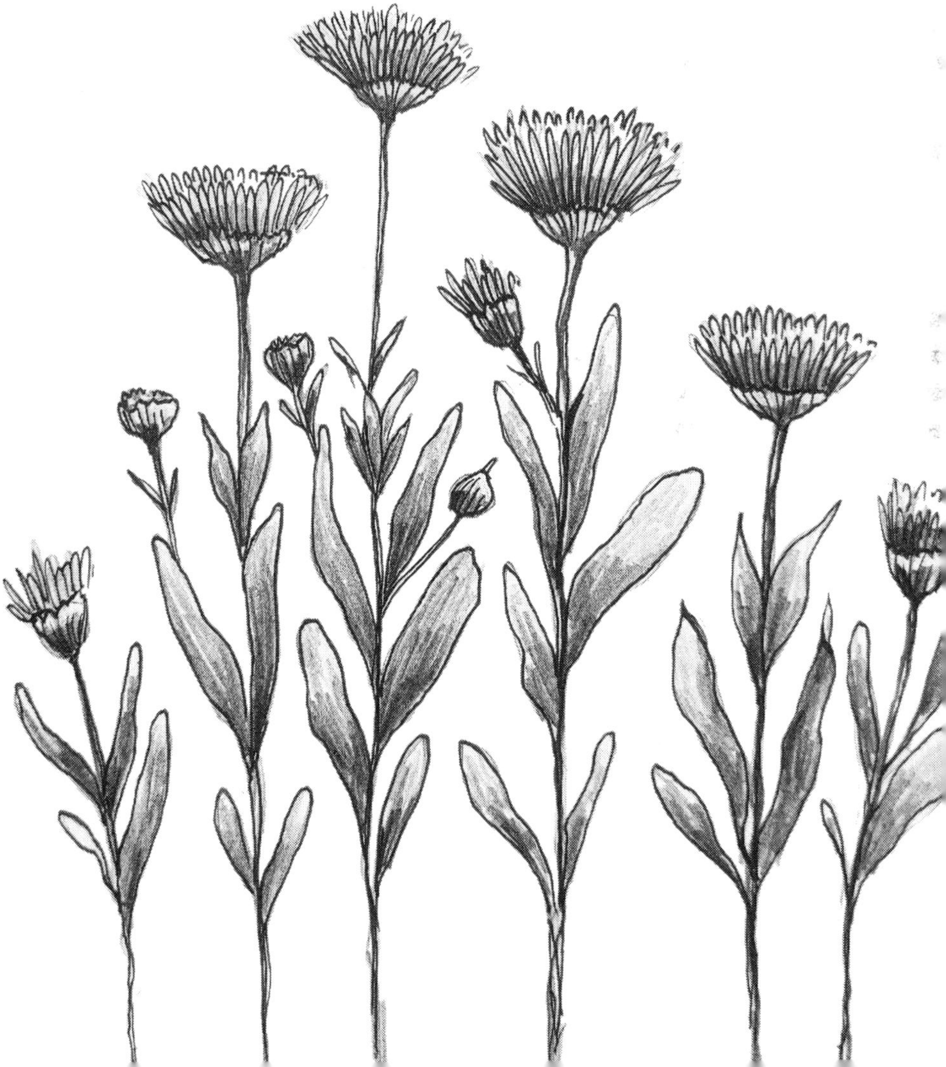

28. Römische Kamille [Chamaemelum nobile L.]

Die römische Kamille ist die zweite Art der Kamillen neben der echten Kamille, die ich als Heilkraut 17 bereits vorgestellt habe. Die römische Art wird wiederum in zwei Unterarten eingeteilt, die ungefüllte und die gefüllte Kamille. Verwendet werden die Blütenköpfe sowie das Kraut. Sie zählt zu den Korbblütengewächsen. Zu ihren Inhaltsstoffen zählen Harz, Bitterstoffe, Azulen, Chamazulen, Angelikasäure-Ester, ätherische Öle, Isobuttersäure, Nobilin sowie Flavonglykoside und Pinocarvon. Es treten nur selten allergische Reaktionen auf. Für heilkundliche Zwecke wird das Kraut der ungefüllten römischen Kamille genutzt.

ANWENDUNG

BLASENENTZÜNDUNG

Die Inhaltsstoffe der römischen Kamille wirken schmerzlindernd, entzündungshemmend, antibakteriell, harntreibend und krampflösend. Alle diese Eigenschaften helfen sehr gut bei einer Blasenentzündung, bei der sämtliche Wirkungen auf alle Begleitbeschwerden zutreffen. Geben Sie zwei Teelöffel frisches Kraut oder frische Blüten in eine Tasse und übergießen es mit 250 ml heißem Wasser. Zehn Minuten ziehen lassen und abseihen. Drei Tassen täglich unterstützend trinken.

WINDELAUSSCHLAG/ HAUTERKRANKUNGEN

Bei schmerzhaftem Windelausschlag sowie entzündlichen Hauterkrankungen wie Neurodermitis oder leichten Wunden wirkt die römische Kamille schmerzlindernd, entzündungshemmend und wundheilend. Eine lindernde Kamillensalbe können Sie selbst herstellen. Erwärmen Sie 100 ml kaltgepresstes Öl (Oliven oder Raps) in einem Wasserbad auf etwa 60 Grad.

Nun geben Sie eine Handvoll frische Kamillenblüten sowie eine halbe Handvoll frische Gänseblümchenblüten hinzu. Gut umrühren, eine Stunde bei 60 Grad ziehen lassen. Dann abseihen, das Öl noch mal kurz im Wasserbad erwärmen, 10 g Bienenwachs zugeben. Wenn sich das Wachs aufgelöst hat, alles in einen Tiegel oder eine leere Dose geben und rühren, bis die Salbe abgekühlt ist. Eine Nacht offen stehen lassen, dann kann das Gefäß verschlossen werden. Die Salbe können Sie mehrmals täglich auf die betroffenen Stellen auftragen.

30. Rosmarin [Rosmarinus officinalis]

Rosmarin gehört zu den Lippenblütlern und hat wertvolle Inhaltsstoffe wie Terpene, Gerbstoffe, Gerbsäure, Kampfer, Verbanol, Bitterstoffe, ätherisches Öl, Flavone sowie Saponine. Verwendet werden seine Blätter und Blüten. In der Schwangerschaft sollte Rosmarin nicht innerlich angewendet werden. Es ist eine mehrjährige Pflanze, die nicht winterhart ist und erreicht in unseren Breitengraden eine Höhe von 50 cm. In Mitteleuropa erreicht sie Höhen von bis zu zwei Metern. Ihre immergrünen Blätter sind linealisch und wachsen direkt an den Zweigen. Er liebt warme und sonnige Standorte.

ANWENDUNG

HERZ-KREISLAUF-SYSTEM

Rosmarin zählt zu einem der wenigen Heilkräuter, das erfolgreich und sanft niedrigen Blutdruck stärkt. Die Wirkung basiert auf der Stärkung des gesamten Herz-Kreislaufsystems und somit wird hoher Blutdruck nicht höher durch die Einnahme von Rosmarin. Herzrhythmusstörungen können ebenfalls gemindert werden. Die Inhaltsstoffe wirken kreislaufunterstützend und anregend. Für einen Rosmarintee geben Sie zwei g zerkleinerte Rosmarinblätter in eine Tasse, übergießen Sie mit 250 ml kochendem Wasser und lassen es acht Minuten ziehen. Dann abseihen und trinken. Maximal zwei Tassen davon können Sie täglich trinken.

ENERGIESPENDEND, STÄRKUNG

Wer oft schlapp und antriebslos ist und die nötige Energie fehlt, um den Tag zu durchstehen, profitiert von einem stärkenden Rosmarinwein. Setzen Sie 10 g Rosmarinblätter in einer Flasche mit leichtem Weißwein an und lassen den Wein für eine gute Woche ziehen. Dann abseihen. Sie können täglich über maximal vier Wochen zwei Schnapsgläser davon trinken.

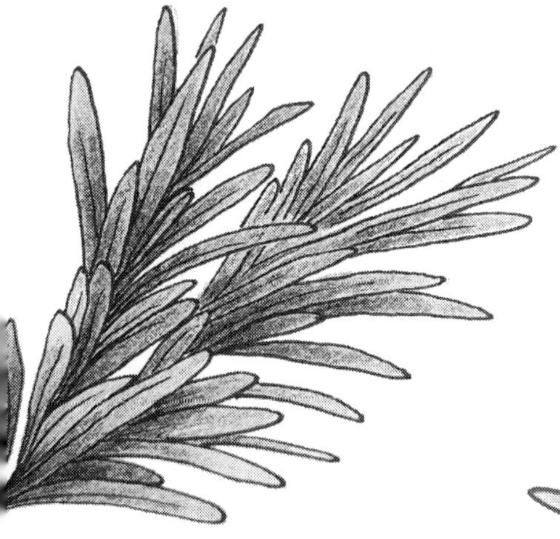

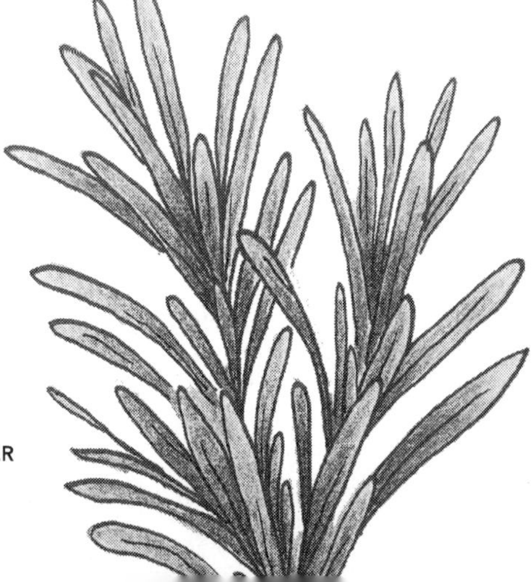

31. Salbei [Salvia offincinalis]

Salbei gehört zu den Lippenblütlern und die verwendeten Pflanzenteile sind seine Blätter. Er beinhaltet wertvolle Inhaltsstoffe wie ätherisches Öl, Kampfer, Salviol, Salven, Gerbsäuren, Gerbstoffe, Harz, Flavonoide, Limonen, Zink, Vitamine, Thymol, Pinen, Thujon, Menthol sowie Fumarsäure. Salbei sollte nicht innerlich von Epileptikern angewendet werden, es kann Anfälle auslösen. Die Stängel des Halbstrauchs verholzen. Salbei bevorzugt warme, sonnige Standorte. Die grünen Blätter sind filzig, im Winter färben sie sich silberfarben.

ANWENDUNG

MUNDGERUCH

Salbei wirkt erfrischend, reinigend und antibakteriell. Wer unter Mundgeruch leidet, kann täglich zwei- bis dreimal ein Salbeiblatt kauen.

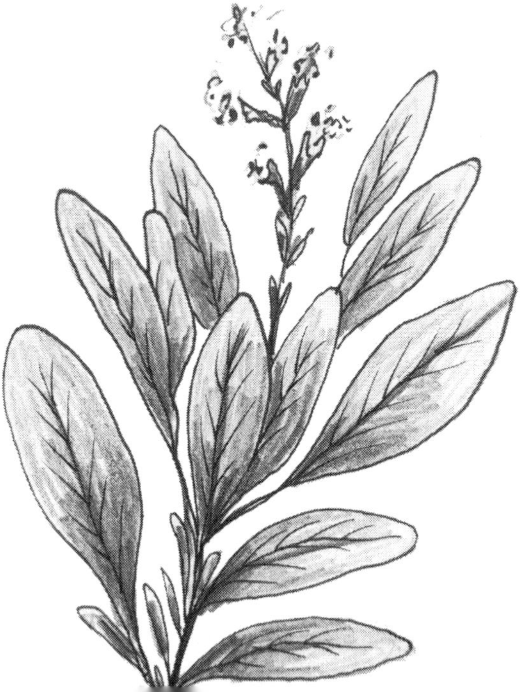

HALS- UND RACHENENTZÜNDUNG

Bei Halsschmerzen und Rachenentzündungen wirken die Inhaltsstoffe von Salbei antibakteriell, desinfizierend, schmerzstillend und antibakteriell. Hier helfen Salbei-Bonbons erfolgreich gegen die Entzündung und sie sind schmerzlindernd. Nehmen Sie 10 g frische Salbeiblätter und bereiten ein Backblech mit Backpapier vor. Dann geben Sie 100 g Zucker in einen kleinen Topf, stellen den Herd auf mittlere Hitze und lassen Sie den Zucker langsam schmelzen. Sobald der Zucker leicht bräunlich ist, die Kräuter hinzufügen und die gesamte Zuckermasse gut umrühren. Den Topf von der Herdplatte nehmen (er ist sehr heiß) und tropfen die Kräuterzuckermasse in Bonbontropfen nebeneinander auf das Backblech. Wenn das Blech voll mit Tropfen ist, formen Sie mithilfe zweier Teelöffel diese Tropfen zu kleinen Kugeln. Dies sind dann die fertigen Bonbons. Abkühlen lassen und in einer Tupperbox oder einer kleinen Dose aufbewahren. Sie können täglich vier bis fünf Bonbons lutschen.

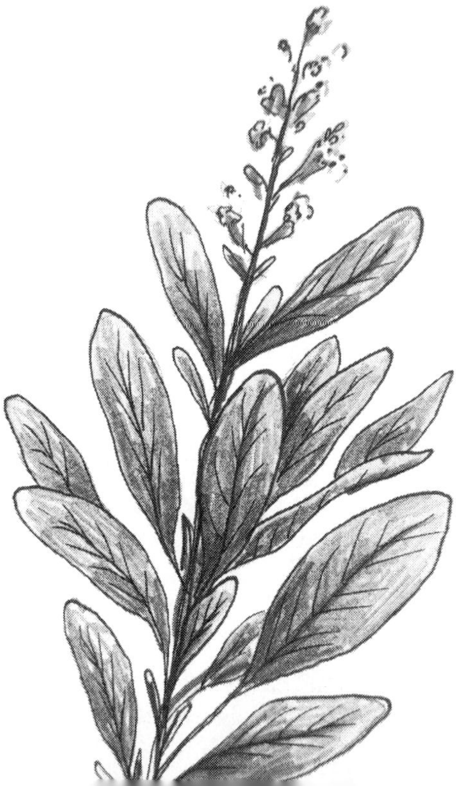

32. Schafgarbe [Achillea millefolium]

Die Schafgarbe gehört zur Familie der Korbblütler und verwendet werden die Blüten sowie ihr Kraut. Ihre Inhaltsstoffe sind Azulen, ätherische Öle, Gerbstoffe, Eukalyptus, Bitterstoffe, Flavone sowie antibiotische Substanzen. Bei empfindlicher Haut kann Schafgarbe Allergien auslösen, daher sollten Allergiker sie nicht benutzen. Die Schafgarbe ist mehrjährig und man findet sie an sonnigen Plätzen wie Weiden und Wiesen. Der Stängel ist markhaltig, der Wurzelstock bildet eine Rosette aus gefiederten Blättern. Die Blüten bilden kleine, weiße und rosafarbene Scheindolden.

ANWENDUNG

DURCHBLUTUNGSSTÖRUNGEN

Bei Durchblutungsstörungen kann ein Tee aus Schafgarbe helfen. Die Inhaltsstoffe haben eine stärkende Wirkung auf das venöse Blutsystem, sind durchblutungsfördernd und entzündungshemmend. Für den Tee nehmen Sie einen Teelöffel frische Blüten in eine Tasse, übergießen Sie mit 250 ml kochendem Wasser und lassen es zehn Minuten ziehen. Nicht mehr als drei Tassen täglich über den Tag verteilt trinken und maximal als Kur über vier Wochen anwenden. Einmal jährlich ist diese Kur zu empfehlen.

MENSTRUATIONSBESCHWERDEN

Bei Menstruationsbeschwerden hilft ein Sitzbad. Kochen Sie zwei Liter Wasser, geben es in die Badewanne und fügen 100 g der Blätter hinzu. 15 Minuten sollten Sie das Sitzbad durchführen.

WUNDHEILUNG

Bei leicht blutenden Wunden und frischen Wunden kochen Sie den Tee mit zwei Teelöffeln Blüten und übergießen sie mit 200 ml kochendem Wasser. Eine Kompresse hineintauchen und auf die Wunden legen. Schafgarbe wirkt blutstillend, wundheilend, zusammenziehend und schmerzstillend.

33. Schlüsselblume [Primula officinalis]

Die Schlüsselblume steht unter Naturschutz und darf in freier Natur nicht gesammelt werden. Somit müssen für die Kultivierung die Samen im Handel erworben werden, dann können Sie die Schlüsselblume in ihrem Hochbeet natürlich weiter kultivieren und von dieser Pflanze auch sammeln. Sie zählt zu den Primelgewächsen, verwendet werden Wurzeln und Blüten. Ihre Inhaltsstoffe sind Flavone, ätherisches Öl, Gerbstoffe, Kieselsäure, Primverosid, Saponine und Primulaverosid. Empfindliche Menschen können bei dieser Pflanze einen Hautausschlag bekommen, ebenfalls kann es bei der inneren Einnahme von Schlüsselblume bei empfindlichen Menschen zu Übelkeit und Durchfall kommen. Der Schlüsselblume werden magische Kräfte nachgesagt. Die Kelten haben aus ihr berauschende Tränke hergestellt, im Mittelalter glaubte man, wer eine Schlüsselblume mit oder bei sich trug, wurde mit Schönheit gesegnet. Diese Heilpflanze ist mehrjährig und erreicht eine Höhe von 20 cm. Man findet sie überwiegend auf Wiesen, neben Gebüschen und an Waldrändern. Der Stängel ist blattlos, die eirunden Blätter finden sich als Rosette über dem Boden. Die Blüten sind goldgelb.

ANWENDUNG

HUSTEN

Bei starkem und festsitzenden Husten hilft ein Tee aus Schlüsselblume. Die Inhaltsstoffe wirken beruhigend, schleimlösend, krampflösend und schmerzlindernd. Geben Sie dafür eine Teelöffelspitze der Wurzel in eine Tasse, übergießen Sie mit 200 ml kochenden Wasser und lassen es 15 Minuten ziehen. Abseihen und bis zu dreimal täglich können Sie eine Tasse trinken.

Alternativ können Sie statt der Wurzel auch zwei Teelöffel der Blüten mit 250 ml kochendem Wasser übergießen und 15 Minuten ziehen lassen. Abseihen und trinken.

FRÜHJAHRSKUR

Zur Stärkung des gesamten Körpers zum Frühling können Sie eine kombinierte Teemischung mit der Schlüsselblume trinken. Mischen Sie dafür 20 g schwarze Johannisbeerblätter, 20 g Birkenblätter, je 10 g Veilchenblüten und -blätter, 20 g Ehrenpreiskraut und 20 g Schlüsselblumenblüten. Von dieser Mischung nehmen Sie zwei TL in eine Tasse, übergießen sie mit 250 ml heißem Wasser und lasse das Ganze zehn Minuten ziehen. Abseihen und dreimal täglich eine Tasse davon trinken.

NERVENSCHMERZEN (NEURALGIEN)

Bei Nervenschmerzen, nervösen Kopfschmerzen und Schwindelanfällen wird eine Tinktur angewandt. Dafür geben Sie etwa zwei Handvoll Schlüsselblumenblüten in ein Schraubglas, geben so viel 40-prozentigen Weingeist oder Doppelkorn hinein, bis die Blüten vollständig bedeckt sind. Lassen Sie diese Mischung sechs Wochen verschlossen ziehen. Abseihen und in eine dunkle Flasche umfüllen. Solange die Beschwerden anhalten, nehmen Sie dreimal täglich 10 bis 50 Tropfen davon ein.

34. Tausendgüldenkraut [Centaurium Minus Moench]

Das Tausendgüldenkraut gehört zur Pflanzenfamilie der Enziangewächse. Es ist auch bekannt als Muttergotteskraut, Fieberkraut und Tollhundskraut. Es werden die Blüten verwendet. Da dieses Heilkraut sehr selten geworden ist, steht es inzwischen ebenfalls unter Naturschutz. Seine Inhaltsstoffe sind Fettsäuren, Harze, ätherische Öle, Zucker, Magnesiumlactat, Erytaurin, Bitterstoffglykoside sowie Gentianin. Zu finden ist es an Lichtungen und Waldwiesen, aber da es nicht besonders anspruchsvoll ist, was den Boden betrifft, wächst es durchaus auch hin und wieder auf moorigem Boden. Der Stängel ist vierkantig, vom Wuchs her erinnert dieses Kraut an Johanniskraut, allerdings sind diese beiden Heilkräutern nicht miteinander verwandt. Die Blätter sind lang, die Blüten rosafarben und jede Blüte hat fünf Blütenblätter. Die Blüten öffnen sich allerdings erst, wenn die Temperatur mindestens 20 Grad beträgt. Tausendgüldenkraut darf nicht bei Magen-Darm-Geschwüren angewendet werden. Ursprünglich stammt dieses Kraut aus Südeuropa, von wo es sich nach Europa ausgebreitet hat. Es ist eine einjährige Pflanze, die eine Höhe bis zu 50 cm erreicht.

ANWENDUNG

FIEBER

Da die Inhaltsstoffe des Tausendgüldenkrauts Immunsystemstärkend und fiebersenkend sind, hilft es sehr gut bei der Fiebersenkung. Als Teemischung entfalten sich die Heilkräfte noch besser. Mischen Sie dafür 20 g Löwenzahnwurzel, 30 g Queckenwurzel, 10 g Lindenblüten, 20 g Mädesüßblüten, 10 g Fieberkleeblätter, 10 g Tausendgüldenkraut und 10 g Holunderblüten. Von dieser Mischung geben Sie einen TL in eine Tasse, gießen 250 ml KALTES Wasser darüber, bringen diese Mischung gemeinsam zum Kochen und lassen es fünf Minuten ziehen. Abseihen, trinken. Bis zu drei Tassen täglich können davon getrunken werden.

HAUTERKRANKUNGEN

Bei Hauterkrankungen wie Ekzemen, Flechten und Wunden wird der Tee als Umschlag beziehungsweise Kompresse benutzt. Dafür übergießen Sie zwei TL der Mischung mit 250 ml Wasser und verfahren wie bei der vorigen Mischung. Die Inhaltsstoffe wirken hier entzündungshemmend, antibakteriell und wundheilend.

APPETITLOSIGKEIT/ ERSCHÖPFUNG

Bei Appetitlosigkeit und Erschöpfung hilft Tausendgüldenkraut als Tinktur. Die Inhaltsstoffe wirken tonisierend, Immunsystemstärkend, anregend, speichelflussfördernd, gallenfördernd sowie verdauungsfördernd. Für die Tinktur zerkleinern Sie zwei Handvoll Tausendgüldenkraut und geben es in ein Schraubglas. Füllen Sie das Glas im Verhältnis 1:5 mit 70-prozentigem Alkohol auf, verschließen das Glas und lassen es drei Wochen ziehen an einem warmen Ort. Täglich schütteln. Danach abseihen und in eine dunkle Flasche füllen. Nehmen Sie bei Bedarf dreimal täglich 20-50 Tropfen.

35. Thymian [Thymus vulgaris]

Thymian ist eines der wenigen Heilkräuter, die keine Nebenwirkungen besitzen. Er zählt zu den Lippenblütlern und seine Inhaltsstoffe sind Kampfer, Thymol, Carvacrol, Limonen, Harz, Saponin, Flavonoide, Terpinen, Cumarine, Zink, Linalool, Menthon, Pentosane, Salicylate. Er besitzt kleine graugrüne Blätter und violette Lippenblüten. Er mag warme Standorte und es werden seine Blätter verwendet.

ANWENDUNG

BRONCHITIS, KEUCHHUSTEN

Die Inhaltsstoffe von Thymian sind antibakteriell, antibiotisch, antiseptisch, beruhigend, entzündungshemmend, krampflösend, schmerzstillend sowie schleimlösend. Daher wirkt Thymian sehr gut bei Bronchitis und Keuchhusten. Dagegen hilft ein Tee. Geben Sie dafür einen TL getrockneten Thymian in eine Tasse, gießen 250 ml heißes Wasser darüber und zehn Minuten ziehen lassen. Danach abseihen und maximal drei Tassen täglich davon trinken. Wenn es Sie so richtig erwischt hat, mischen Sie für einen wirkungsvollen Erkältungstee folgende Kräuter (getrocknet): 20 g Oregano, 20 Thymian, 10 g Spitzwegerich, 20 g Holunderblüten, 10 g Salbei, 10 g Stockrosenblüten sowie 10 g Gundermann. In einer trockenen Teedose aufbewahren. Pro Tasse geben Sie einen TL Teemischung in eine Tasse, übergießen sie mit 250 ml kochendem Wasser und zehn Minuten ziehen lassen. Dann abseihen und noch heiß trinken. Maximal drei Tassen täglich davon trinken.

36. Veilchen [Viola odorata]

Es gibt kaum einen Garten, in dem das Veilchen nicht zu sehen ist. Diese beliebte Pflanze war im Altertum sogar eine heilige Pflanze, die dem Gott Pan und dem Saturn geweiht war. Aus diesem Grund wurden vielerorts Veilchenkränze auf dem Kopf getragen. Diese Pflanze gehört zu den Veilchengewächsen und es werden die Wurzeln sowie die Blüten verwendet. Seine wertvollen Inhaltsstoffe sind Bitterstoffe, Eugenol, Flavonoide, Saponine, Cyamin, Glykoside, Alkaloid Violin, Schleim und Odoratin. Das Veilchen wächst Hecken, Zäunen und Waldrändern. Es hat violette Blüten mit zwei Blütenblättern oben und drei Blättern unten. Es finden sich große Anbaugebiete dieser Pflanze in Italien und Südfrankreich. Bekannte Veilchensorten sind unter anderem Red Charme, Admiral Avellan und Königin Charlotte. Das Veilchen ist mehrjährig und erreicht eine Höhe von 5-20 cm. Interessant zu wissen ist, dass diese Pflanze auf Ameisen angewiesen ist, die die Samenanhängsel essen und so an jeden beliebigen Ort verteilen. Das Veilchen bietet andererseits vielen Hummeln, Bienen und Schmetterlingen eine gute Nahrungsquelle für seinen Nektar. Nebenwirkungen des Veilchens sind nicht bekannt.

ANWENDUNG

HUSTEN BEI KINDERN

Für Kinder ist Husten besonders quälend, weil sie noch nicht richtig abhusten können und das Husten sehr anstrengend ist. Linderung bringt ein Hustensirup aus Veilchen. Die Inhaltsstoffe wirken schleimlösend, krampflösend, beruhigend, abschwellend und entzündungshemmend. Für den Sirup geben Sie eine Handvoll frische Veilchenblüten in eine Schüssel, geben 300 ml kaltes Wasser und 300 g Zucker hinzu und lassen es für einen Tag ziehen. Dann abseihen und das Zuckerwasser eine Stunde lang im Wasserbad verkochen und verdicken lassen. Den Sirup in eine dunkle Flasche füllen und im Kühlschrank aufbewahren. Zweimal täglich einen Teelöffel geben, solange die Beschwerden andauern.

ERKÄLTUNGSKRANKHEITEN

Bei Erkältungskrankheiten und grippalen Infekten bei Erwachsenen schafft ein Tee aus Veilchen Abhilfe. Dieser hat die gleiche Wirkung wie der Sirup für Kinder. Geben Sie einen Teelöffel getrocknete Blüten in eine Tasse, übergießen Sie mit 300 ml kochendem Wasser und lassen es zehn Minuten ziehen. Abseihen und in kleinen Schlucken trinken, bis zu dreimal täglich.

37. Wermut [Artemisia absinthium]

Wermut ist den meisten wahrscheinlich in Verbindung mit Absinth bekannt, der dem alkoholischen Getränk als Grundlage dient. Die Heilpflanze kann aber noch viel mehr als gut schmecken. Diese mehrjährige Pflanze zählt zur Familie der Korbblütler und kann bis zu einem Meter hoch werden. Sie hat silberne Blätter die behaart sind und gelbe, runde Blütenköpfe. Eingesetzt werden das Kraut und die Blätter. Wermut sollte aufgrund des Thujongehaltes nicht überdosiert werden. In kleinen Mengen ist es sehr hilfreich, in großen Dosen giftig. Die sonstigen Inhaltsstoffe sind Bernsteinsäure, ätherische Öle, Flavone, Gerbstoffe, Absinthol, Bitterstoffe, Artemisin und Glykosid Absinthin. Außerdem sollte Wermut nicht bei Magen-Darmgeschwüren innerlich eingenommen werden.

ANWENDUNG

VERSTOPFUNG

Wermut ist bei Verstopfung sehr hilfreich, da es verdauungsfördernd und entkrampfend wirkt. Übergießen Sie dafür einen Teelöffel Wermutblätter mit 250 ml kochendem Wasser und lassen es zehn Minuten ziehen. Abseihen und in kleinen Schlucken trinken. Sie können ein bis drei Tassen pro Tag trinken.

INSEKTENSTICHE

Bei Insektenstichen jeder Art wirkt Wermut kühlend und abschwellend sowie wundreinigend. Geben Sie dafür eine Handvoll Wermutkraut in eine Schüssel und dann ein Liter kochendes Wasser drauf. Lassen Sie das 10-15 Minuten ziehen und dann mit dem Sud eine Kompresse nässen. Im Anschluss für fünf Minuten auf den Insektenstich legen. Bis zu fünfmal wiederholen und das dreimal täglich.

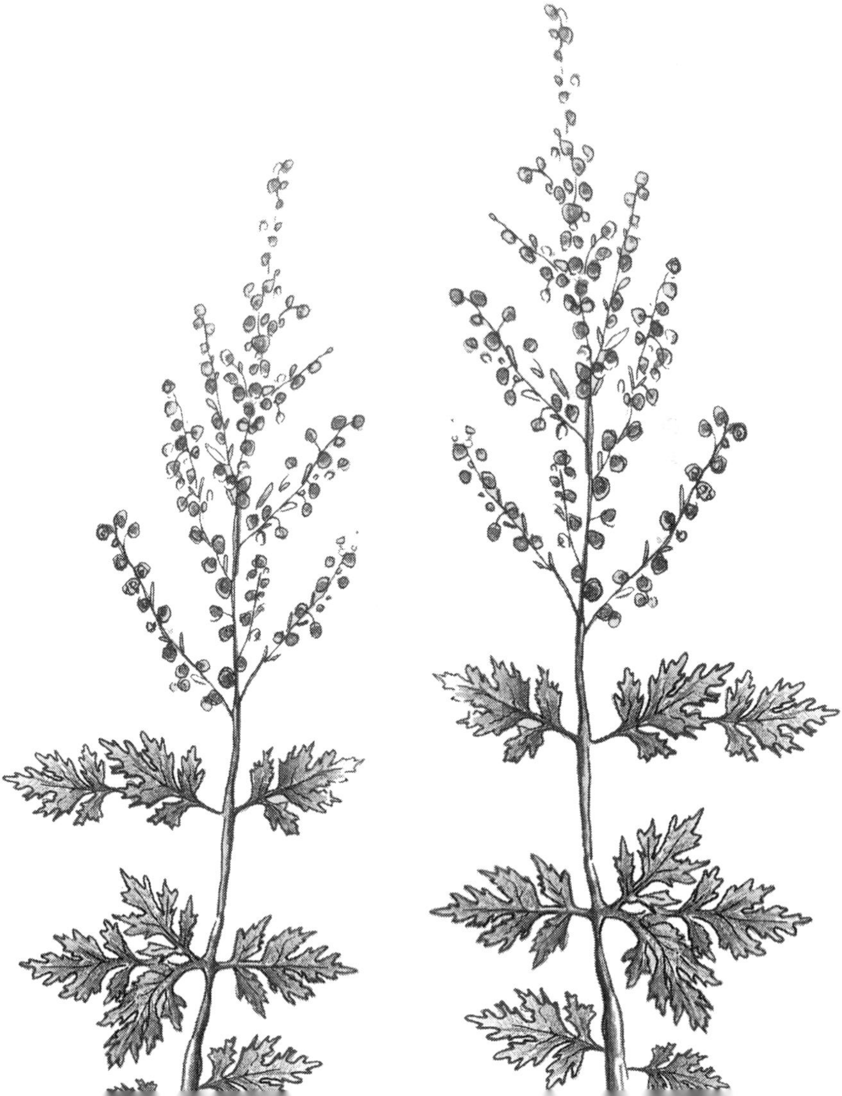

38. Zimt [Cinnamomum zeylanicum]

Wer Zimt hört, denkt gleich an die Weihnachtsbäckerei und lecker riechenden Plätzchen und Zimtsternen. Zimt kann jedoch als Heilkraut noch einiges mehr, es kann bei vielen Beschwerden erfolgreich eingesetzt werden. Er zählt zu den Lorbeergewächsen und es werden die Rinde als auch das ätherische Öl verwendet. Seine Inhaltsstoffe sind Zimtaldehyd, Borneol, Gerbstoffe, Cumarine, Limonen, Linalool, Zink, Schleim, Eugenol, Ascorbinsäure, Sesquiterpene und Salicylate. Heimisch ist der Zimt in Asien, seine Blätter sind zunächst rot, dann grün mit weißen Streifen. Seine gelben Blüten fallen nicht auf. Schwangere sollten auf Zimt verzichten, da es wehenfördernd wirkt. Für den Anbau eines Zimtbäumchens nehmen Sie immer den Ceylon Zimt, da er ein feines und edles Aroma hat. Außerdem ist er ungiftig, im Gegensatz zum Cassia Zimt, der industriell gerne verwendet wird. Zimtsamen erhalten Sie im Handel. Das Zimtbäumchen kann den ganzen Sommer im Hochbeet angepflanzt werden, muss dann im Herbst aber unbedingt winterfest stehen oder sogar im Wintergarten oder einem Gewächshaus stehen. Zimt braucht das ganze Jahr über konstante Wärme. Sollte es im Gewächshaus oder im Wintergarten in einem Topf überwintern, kann es im Sommer wieder ins Hochbeet. Ab dem dritten Jahr ist die Ernte möglich.

ANWENDUNG

APPETITLOSIGKEIT

Bei Appetitlosigkeit kann Zimt helfen. Seine Inhaltsstoffe sind verdauungsfördernd und appetitanregend. Kochen Sie dafür zwei Stangen Zimt in einem halben Liter Wasser auf. Brechen Sie die Stangen vorher entzwei, wird das Aroma intensiver. Lassen Sie alles 10 bis 15 Minuten ziehen. Abseihen ist hier nicht zwingend nötig, die Zimtstangen können ruhig drin bleiben während des Trinkens. Verfeinern Sie den Tee mit einem kleinen Stück Wurzel Ingwer, dann bekommen Sie garantiert einen Riesenhunger.

39. Zitronenmelisse [Melissa officinalis]

Zitronenmelisse wird schon seit vielen Hundert Jahren als Heilpflanze bei verschiedenen Beschwerden eingesetzt. Eigentlich ist ihr richtiger Name Melisse, aber da beim Zerreiben ihrer Blätter ein zitronenähnlicher Duft entsteht, wird sie oft Zitronenmelisse genannt. Sie gehört zu den Lippenblütlern und verwendet wird das ganze Kraut. Seine Inhaltsstoffe sind ätherisches Öl, Gerbstoff, Bitterstoff, Gerbsäure, Harz, Thymol, Schleim, Glykosid, Saponin. Ursprünglich wurde die Melisse im Mittelmeergebiet sowie in Klostergärten kultiviert. Heute ist sie fast überall zu finden. Sie mag Sonne, genügend Feuchtigkeit und erreicht eine Höhe von 70 cm. Die Blätter sind eiförmig und sie hat weiße Lippenblüten.

ANWENDUNG

SCHLAFSTÖRUNGEN

Die Melisse wirkt beruhigend und entspannend bei Unruhezuständen und Nervosität. Daher wird sie gern bei Schlafstörungen eingesetzt. Den Melissentee dürfen auch unruhige Kinder trinken. Mischen Sie für den Tee 10 g Baldrianwurzel, 10 g Hopfenzapfen sowie 10 g Melissenblätter. Geben Sie einen Teelöffel von der Mischung in eine Tasse, übergießen sie mit 250 ml heißem Wasser und lassen es zehn Minuten ziehen. Abseihen und langsam trinken. Bis zu drei Tassen täglich können getrunken werden, es empfiehlt sich aber wegen der schlaffördernden Wirkung kurz vor dem Schlafengehen zu trinken.

40. Zitronenverbene [Aloysia citrodora]

Die Zitronenverbene ist auch als Verbene oder Zitronenstrauch bekannt. Sie zählt zu den Eisenkrautgewächsen, obwohl sie mit dem Eisenkraut nichts gemein hat. Verwendet werden ihre Blätter und zu den Inhaltsstoffen zählen ätherisches Öl, Nerol, Neral, Geranial, Geraniol, Limonen, Linalool, Flavonoide. Sie liebt nährstoffreichen Boden, die Sonne und sie ist eine mehrjährige Pflanze. Dieses Heilkraut hat keine Nebenwirkungen.

ANWENDUNG

MUSKELSCHMERZEN/ MUSKELKATER

Bei Muskelschmerzen hilft die Zitronenverbene aktivierend, durchblutungsfördernd und entspannend. Für ein kühlendes und muskellockerndes Zitronenverbeneessig stecken Sie drei Zweige Zitronenverbene in eine hochwertige Flasche Weinessig und lassen es zwei Wochen verschlossen ziehen. Dann können Sie die schmerzenden Muskelpartien mehrmals täglich damit einreiben.

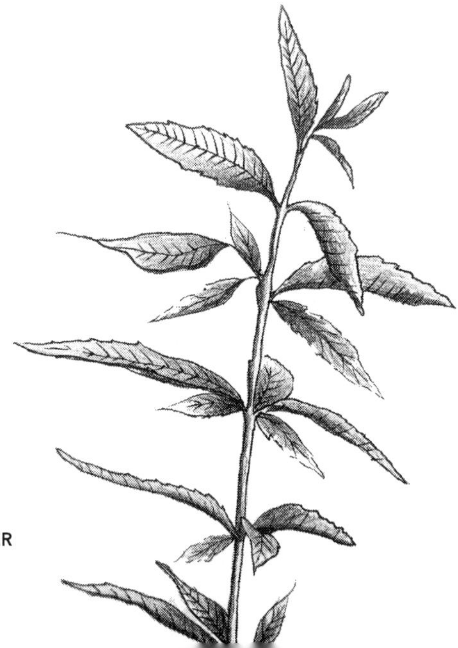

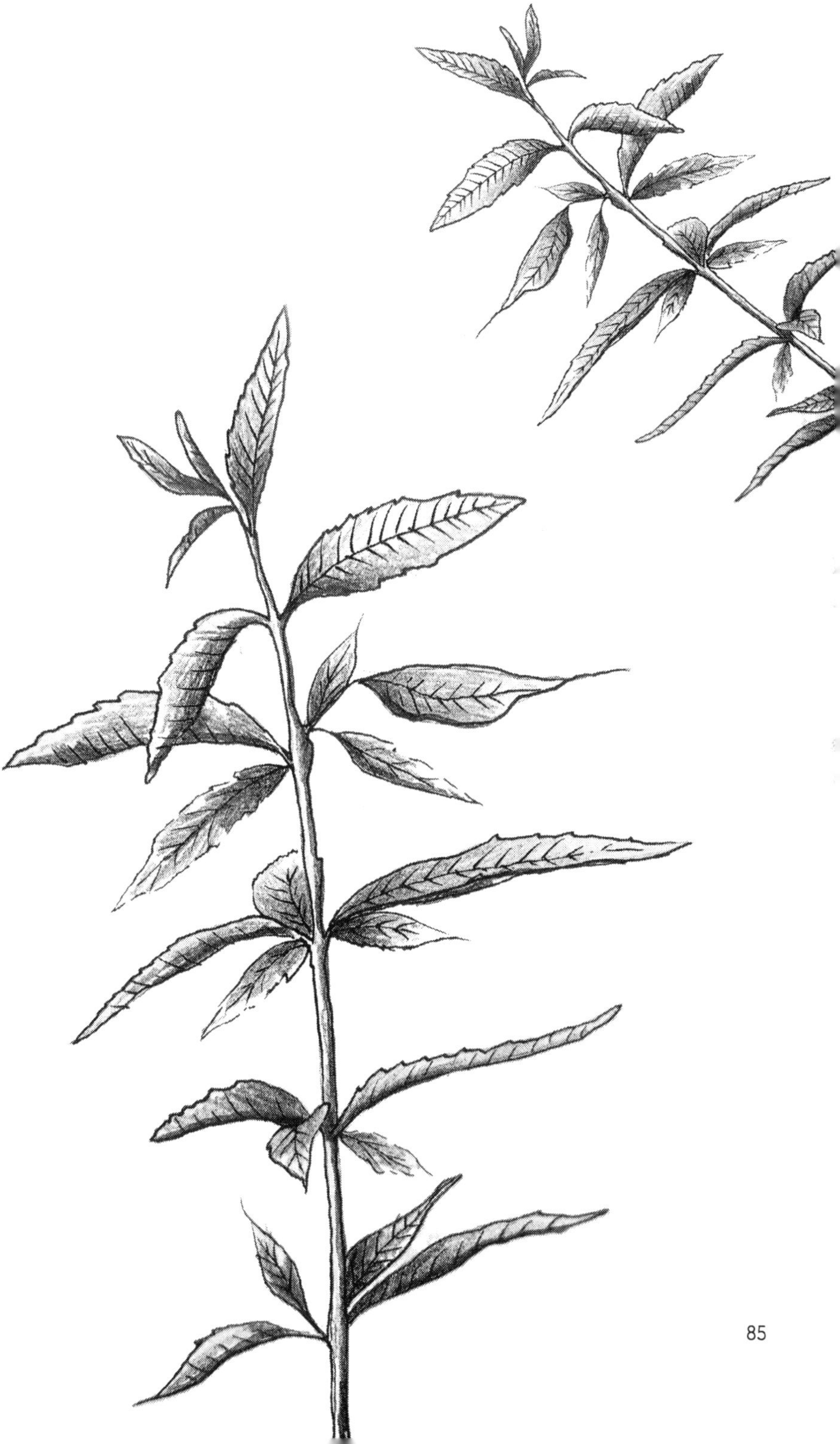

KAPITEL 3 HEILKRÄUTER SPEZIELL FÜR DAS HOCHBEET

Lieber Leser, nachdem Sie nun mit hoffentlich viel Interesse und geduldig die Informationen über die 40 wichtigsten Heilkräuter in sich aufgenommen haben, geht es jetzt ans Eingemachte. Schreiten wir zur Tat, denn schließlich ist dieses Kapitel ein wichtiger Angelpunkt für Ihre Arbeit mit den Hochbeeten.

3.1. WICHTIGE FAKTEN ZU HEILKRÄUTERN IM HOCHBEET

Zunächst einmal eignet sich jedes der oben erwähnten Heilkräuter für das Hochbeet, daher habe ich sie sorgfältig für Sie ausgewählt. Nur kurz eine Information über Heilkräuter, die sich überhaupt nicht für ein Hochbeet eignen. Da sind zum Beispiel Kräuter, die sehr hoch wachsen und damit viel Platz einnehmen. Dazu zählen Staudengewächse und solche, die sich stark ausbreiten. Sie haben nichts davon, wenn Sie Zwergholunder anpflanzen, aber er bis zu zwei Meter hoch wird und sich buschig ausbreitet. Zum einen kommen Sie ohne Leiter nicht mehr an die Pflanze in einem Hochbeet, zum anderen bleibt kein Platz für andere Heilkräuter. Zudem werden hoch wachsende Kräuter sehr schnell instabil und fallen in sich zusammen oder brechen in der Mitte durch. Gleiches gilt für Kräuter, die sich rasant ausbreiten und ihre Wurzeln nahezu überall in der Erde verteilen, sodass andere Pflanzen keine Chance mehr haben zu wurzeln.

ES IST ZEIT, SICH UM DIE STANDORTE ZU KÜMMERN.

HEILKRÄUTER, DIE EINEN SONNIGEN STANDORT BENÖTIGEN:

Zu den Sonnenanbetern zählen Ampfer, Anis, Baldrian, Basilikum, Bohnenkraut, Fenchel, Frauenmantel, Huflattich, Ingwer, Kaktus-Feige, Kamille, Kümmel, Lavendel, Löwenzahn, Majoran, Nachtkerze, Oregano, Piment, Römische Kamille, Rosmarin, Salbei, Schafgarbe, Schlüsselblume, Thymian, Wermut und Zitronenverbene.

HEILKRÄUTER, DIE HALBSCHATTEN MÖGEN:

Heilkräuter, die lieber im Halbschatten wachsen sind Aloe Vera, Arnika, Bärlauch, Eukalyptus, Johanniskraut, Kardamom, Minze, Ringelblume, Tausendgüldenkraut, Veilchen, Zimt und Zitronenmelisse.

HEILKRÄUTER FÜR DEN SCHATTEN:

Heilkräuter, die sich lieber im Schatten aufhalten, sind Gänsedistel und Kerbel.

Beachten Sie die Standorte schon bei der Planung Ihres Hochbeetes, damit es korrekt und optimal für die Heilkräuter platziert werden kann. Bedenken Sie dabei bitte auch die Sonnenstrahlung im Verlauf des Tages.

Ein weiterer wichtiger Punkt ist die Trennung von ein- und mehrjährigen Arten. Die jeweiligen Arten sollten stets unter sich bleiben, da sonst Unverträglichkeiten sowie unerwünschte Symbiosen entstehen können. Damit in Ihrem Hochbeet keine Bodenmüdigkeit auftritt, ist es wichtig, dass Sie den Standort der einjährigen Heilkräuter jährlich wechseln.

Welche Böden benötigen die jeweiligen Heilkräuter? Nicht jedes Kraut wächst bei jedem Boden, manche gehen beim falschen Boden ein, andere wachsen gar nicht erst, wenn die Erde nicht über genügend entsprechende Nährstoffe verfügt. Die richtige Wahl ist daher existenziell für die Pflanze.

TROCKENE BÖDEN BENÖTIGEN FOLGENDE HEILKRÄUTER:

Johanniskraut, Kaktus-Feige, Kamille, Römische Kamille, Rosmarin und Wermut.

HUMOSE BÖDEN FÜR FOLGENDE KRÄUTER:

Ampfer, Baldrian, Bärlauch, Basilikum, Bohnenkraut, Eukalyptus, Fenchel, Frauenmantel, Gänsedistel, Ingwer, Kardamom, Kerbel, Kümmel, Minze, Oregano, Schlüsselblume, Tausendgüldenkraut, Veilchen, Zitronenmelisse und Zitronenverbene.

MAGERE BÖDEN BRAUCHEN FOLGENDE HEILKRÄUTER:

Ringelblume, Salbei und Thymian.

EINEN DURCHLÄSSIGEN BODEN BEVORZUGEN:

Aloe Vera, Anis, Arnika, Lavendel, Piment und Schafgarbe.

LEHMIGEN BODEN MÖGEN:

Huflattich, Löwenzahn, Majoran, Nachtkerze und Zimt.

3.2. WELCHE HEILKRÄUTER SIND DIE IDEALE KOMBINATION?

Ganz so einfach lässt sich diese Frage nicht beantworten. Vorher müssen wesentliche Punkte ähnlich der ein- und mehrjährigen Arten geklärt werden.

PFLANZEN MIT UNTERSCHIEDLICHEM WASSERBEDARF KOMBINIEREN

Sie mögen jetzt vielleicht denken, dass das ein Ding der Unmöglichkeit ist und Pflanzen mit erhöhtem Wasserbedarf den anderen das Wasser zum Gedeihen entziehen. Aber weit gefehlt, diese Kombination funktioniert, wenn die Kräuter richtig platziert werden. Die Heilkräuter mit dem höchsten Bedarf an Wasser pflanzen Sie in die Mitte des Hochbeetes. Die Kräuter, die Trockenheit bevorzugen, kommen an den äußeren Rand. Ist noch ausreichend Platz dazwischen, können sie weniger anspruchsvollere Kräuter wie Oregano, Kerbel oder Zitronenmelisse dort anpflanzen.

Zu den Heilkräutern mit geringem Wasserbedarf zählen Bohnenkraut, Kaktus-Feige, Kamille, Majoran, Nachtkerze, Oregano, Ringelblume, Römische Kamille, Rosmarin, Salbei, Schafgarbe, Thymian und Wermut. Die sehr durstigen Vertreter sind dagegen Arnika, Baldrian, Basilikum, Eukalyptus und Fenchel. Alle anderen Heilkräuter in diesem Buch haben einen eher mittleren Bedarf an Wasser.

PFLANZEN MIT UNTERSCHIEDLICHEM WUCHS

Heilkräuter, die unterschiedlich hoch und breit wachsen, können zusammen in ein Hochbeet, wenn die Anordnung stimmt. Hohe und breit wachsende Kräuter wie Kamille oder Salbei pflanzen Sie in den nach Norden ausgerichteten Hintergrund. In der Mitte werden halbhohe Kräuter wie Kerbel gesetzt und in den nach Süden ausgerichteten Vorderbereich pflanzen Sie niedrig wachsende Kräuter wie Bärlauch oder Frauenmantel.

DIE EINZELGÄNGER

Es gibt Heilkräuter, die mögen einfach keine Gesellschaft. Entweder, weil sie viel Platz benötigen oder andere Kräuter ihnen Nährstoffe entziehen würden. Zu den Solisten gehören Wermut, Lavendel und Zitronengras.

NICHT WINTERFEST SIND ...

Folgende Heilkräuter möchten den Winter gerne im Warmen verbringen. Machen sie dafür bei diesen Kräutern Ihr Hochbeet winterfest! Rosmarin, Zitronenverbene, Minze, Salbei, Anis, Lavendel, Fenchel, Zitronenmelisse, Bärlauch (empfindlich), Thymian, Frauenmantel, Johanniskraut, Kamille, Römische Kamille und Löwenzahn.

Nachdem wir die grundlegenden Fragen geklärt haben, können wir die Partnerbörse für Heilkräuter eröffnen.

WELCHE HEILKRÄUTER SIND NUN DIE IDEALE KOMBINATION?

- Sehr gut zusammen passen Kamille und Kerbel. Wenn Sie nebenbei noch etwas Gewürzkräuter anpflanzen möchten, passt zur Kamille ebenfalls Schnittlauch und Dill. Sie beschleunigt nämlich das Wachstum aller drei genannten möglichen Hochbeetpartnern.
- Kerbel passt zudem sehr gut zu Petersilie. Sie haben sich einfach gern und stören sich nicht an der Gesellschaft des anderen.
- Wenn Sie sich für Bohnenkraut entschieden haben, pflanzen Sie Ysop dazu ins Beet. Das Bohnenkraut wird sich sehr freuen, denn Ysop fördert sein Wachstum.
- Zusammen sind sie stark. Das trifft auf Salbei, Thymian, Rosmarin und Zitronenmelisse zu. Sie werden sehen: Alle vier gedeihen prächtig und profitieren voneinander.
- Zitronenmelisse ist überhaupt der ideale Partner. Sie versteht sich mit jedem Heilkraut, mit einer Ausnahme: Kein Basilikum zur Zitronenmelisse pflanzen, dann wird sie bissig.

- Thymian kann getrost mit Bohnenkraut und Fenchel gepaart werden. Sie sind ruhige Gesellen und wachsen vor sich hin.
- Salbei ist ein geselliger Typ und passt zu vielen Heilkräutern, weil er deren Wachstum fördert. So richtig gern hat Salbei allerdings Minze, Zitronenmelisse, Rosmarin, Thymian, Oregano, Bohnenkraut. Packen Sie Schnittlauch dazwischen, ist das auch okay.
- Anis liebt Koriander. Diese beiden stehen sehr gern nebeneinander, ohne dass auch nur einmal die Fetzen fliegen.
- Bohnenkraut hält es mit Rosmarin und Salbei aus. Es fördert deren Wachstum.
- Kamille hat einen guten Platz neben Kerbel, kann aber die Minze nicht ausstehen.
- Die Zitronenmelisse ist der Heilpraktiker unter den Heilkräutern, da es auf jedes Heilkraut positiv wirkt. Nur Basilikum möchte es nicht behandeln.
- Oregano und Salbei fördern sich gegenseitig und sollten daher zusammen in einem Hochbeet angepflanzt werden.
- Die Minze steht auf den Kerbel und sollten gemeinsam in ein Hochbeet.
- Rosmarin ist ein guter Freund des Fenchels, sie fördern sich gegenseitig.
- Thymian kann Fenchel ebenfalls gut leiden, Bohnenkraut aber auch.
- Schafgarbe und Salbei sind zwei, die sich sehr gut vertragen.

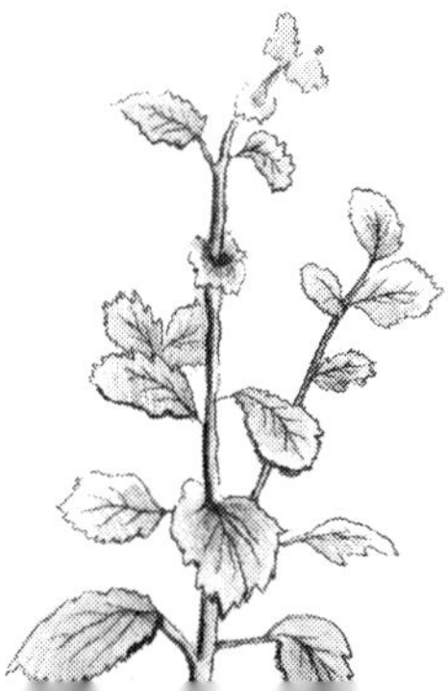

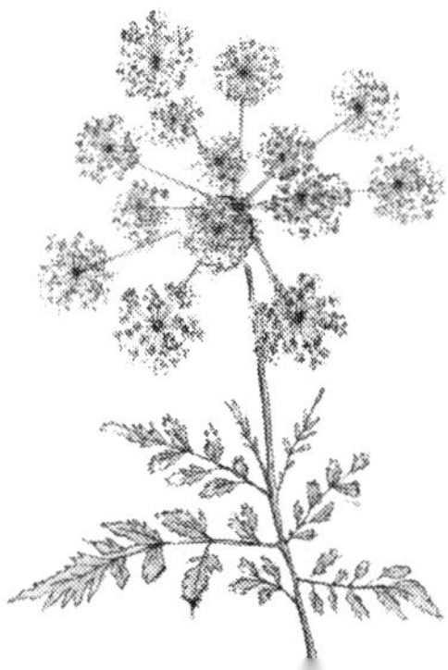

3.3. WELCHE HEILKRÄUTER SOLLTEN NICHT NEBENEINANDER GEPFLANZT WERDEN?

Dieses Thema haben wir eben gerade kurz angeschnitten, nun gehen wir etwas tiefer in die Materie. Es gibt viele Gründe, warum sich bestimmte Kräuter gut verstehen und andere überhaupt nicht. Einen kennen wir bereits: Heilkräuter können anderen den Platz rauben und Nährstoffe oder Wasser entziehen. Weitere Gründe sind ein unterschiedlicher Bedarf an Wasser, Sonnenbestrahlung und Standort. Wiederum können Heilkräuter ihre Artgenossen am Wachsen hindern oder sie gar nicht erst wurzeln lassen.

- Keine Freunde werden Basilikum und Melisse. Sie würden sich beide ihre Lebensgrundlage nehmen.

- Pfefferminze und Kamille sind zwar das ideale Pärchen im Tee, im Hochbeet sind sie sich jedoch spinnefeind.

- Auf keinen grünen Zweig kommen Thymian und Majoran. Entweder pflanzen Sie sie ganz weit auseinander oder am besten getrennt. Sie sind auch geschmacklich auf keiner gemeinsamen Ebene.

- Kamille kann Petersilie nicht leiden.

- Salbei würde neben der Minze eingehen. Das liegt daran, dass die Minze ihre Wurzeln auf weiter Fläche ausbreitet und so andere Pflanzen verdrängt.

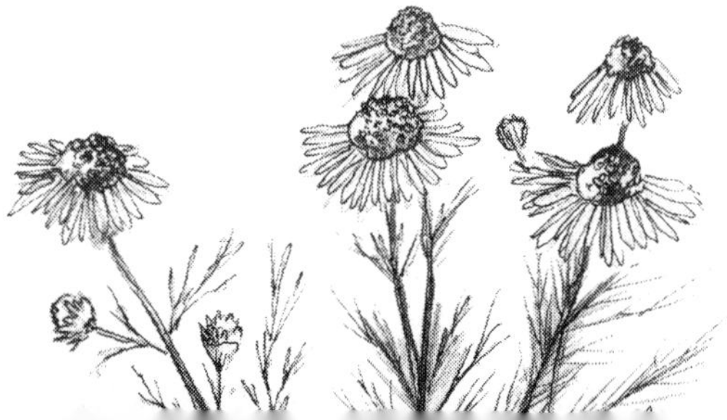

- Rosmarin möchte nicht neben Estragon angepflanzt werden. Estragon benötigt viel Wasser, Rosmarin ist eher der trockene Typ.

- Basilikum pflegt zwar seine Feindschaft mit der Melisse, ist aber ansonsten ein sehr geselliger Typ. Wird er alleine angepflanzt, wird er schnell verkümmern. Generell können sich bei Monokulturen schnell Schädlinge einnisten und Krankheiten verursachen.

- Salbei und Dill würden sich in die Haare bekommen, weil Salbei lieber einen trockenen Boden möchte und Dill mag feuchte Böden.

Alle anderen Arten können Sie getrost, sofern sie ansonsten als Art zueinander passen, zusammen nach den bekannten Regeln in einem Hochbeet anpflanzen.

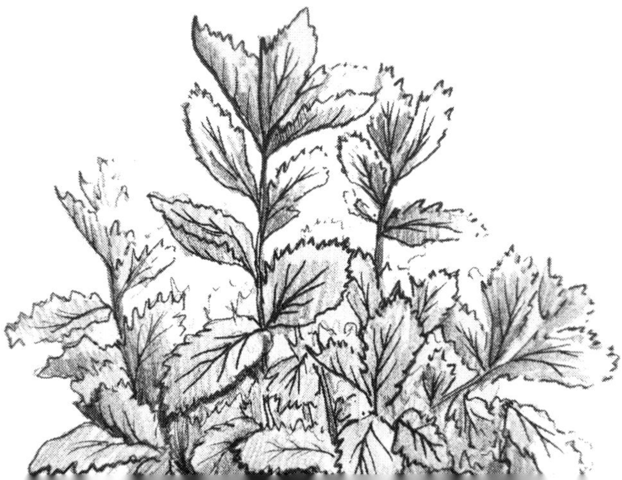

KAPITEL 4
DER JAHRESPFLANZKALENDER

Sie wissen bereits, dass bestimmte Kräuter gut zusammen passen und andere weniger gut. Zu bedenken gilt, dass der Stickstoffgehalt im erst angelegten Hochbeet am Anfang noch sehr hoch ist und sich im Lauf der Zeit verringert. Die Bepflanzung sollte diesem Vorgang angepasst werden. Deshalb werden wir uns vor dem ganzjährigen Pflanz- und Erntekalender um die Stark-, Mittel- und Schwachzehrer kümmern. Richtig bepflanzt, profitiert jede Art von der anderen und Sie haben jahrelange Freude an Ihrem Kräuterhochbeet. Die unterschiedlichen "Zehrer" sollten in einer bestimmten Reihenfolge gepflanzt werden, daher finden Sie im ersten Jahr die Starkzehrer, im zweiten Jahr die Mittelzehrer sowie im letzten Jahr die Schwachzehrer.

4.1. DAS ERSTE JAHR

Zunächst klären wir die Frage, was überhaupt Starkzehrer sind. Pflanzen, die viele Nährstoffe benötigen, um zu wachsen und um ihre Früchte ausbilden zu können, nennt man Starkzehrer. Da sie die Erde stark beanspruchen, werden sie im Hochbeet im ersten Jahr angepflanzt und kommen daher nur alle drei Jahre zum Einsatz.

STARKZEHRER

Zu den starkzehrenden Heilkräutern zählen Ampfer, Baldrian, Bärlauch, Basilikum, Bohnenkraut, Eukalyptus, Fenchel, Frauenmantel, Gänsedistel, Ingwer, Kaktus-Feige, Kardamom, Kümmel, Minze, Oregano, Tausendgüldenkraut, Veilchen und Zitronenmelisse.

Wenn das Hochbeet geschichtet ist, benötigen Sie keine Düngung. Ist das Beet nur mit Erde befüllt, ist eine Düngung nach vier bis sechs Wochen nach der Anpflanzung ratsam. Nehmen Sie dafür speziellen flüssigen Kräuterdünger, der auch nach der ersten Düngung alle zwei bis drei Wochen gegeben werden sollte. Wer nicht düngen möchte, kann mulchen. Beim wöchentlichen Mulchen wird nicht nur der Substratverlust ausgeglichen, Sie sparen sich damit ein häufiges Gießen und die Kräuter erhalten dadurch ausreichend Nährstoffe. Zusätzlich benötigen Starkzehrer viel Wasser. Besonders an heißen Tagen an eine ausreichende Wasserversorgung denken. Ideal ist das Gießen früh morgens und abends, wenn das Hochbeet noch im Schatten ist und keine Verdunstung durch die Sonne stattfindet.

4.2. DAS ZWEITE JAHR

Im zweiten Jahr sind durch die Starkzehrer die Nährstoffe schon stark verbraucht. Das ist die Zeit der Mittelzehrer, die zum Gedeihen mit weniger Nährstoffen auskommen. Da durch die Starkzehrer und den Verrottungsprozess im ersten Jahr der Beetinhalt um fast 30 cm gesunken ist, sollten Sie das Hochbeet bereits nach dem Ende des ersten Jahres auffüllen. Entfernen Sie Pflanzenreste und Wurzeln und die entstandenen Lücken füllen Sie mit Kompost und Gartenabfällen wieder auf. Anfang März des zweiten Jahres decken Sie am besten das Hochbeet ab und geben Hornspäne zwischen und auf die Erde.

MITTELZEHRER

Zu den mittelzehrenden Heilkräutern zählen Arnika, Huflattich, Piment, Salbei, Schafgarbe, Schlüsselblume, Wermut, Zimt und Zitronenverbene.

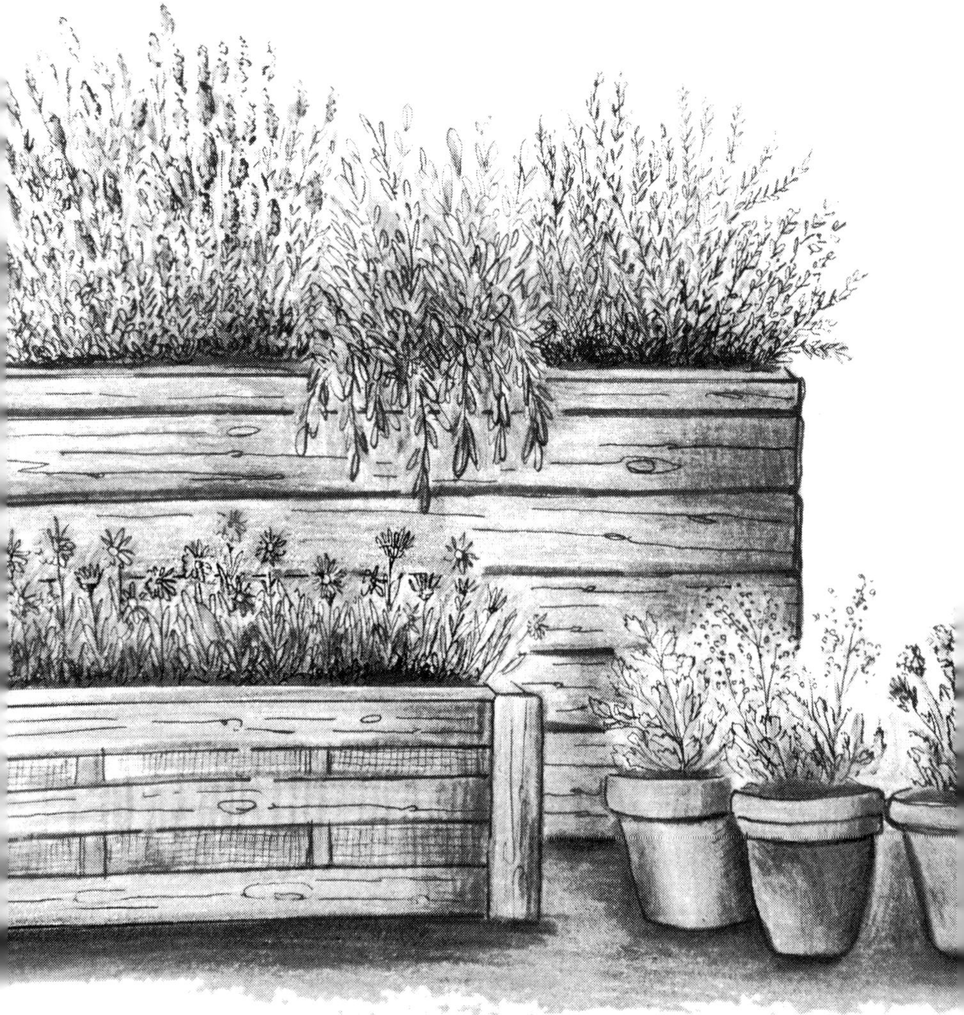

4.3. DAS DRITTE JAHR

Im dritten Jahr sind kaum noch Nährstoffe vorhanden, nur noch die Reste der Vorgänger. Daher ist diese Zeit ideal für die Schwachzehrer, die mit sehr wenig Nährstoffen auskommen und dennoch prächtig gedeihen und sich gut entwickeln.

SCHWACHZEHRER

Zu den Schwachzehrern zählen Aloe Vera, Anis, Johanniskraut, Kamille, Kerbel, Lavendel, Löwenzahn, Majoran, Nachtkerze, Ringelblume, Römische Kamille, Rosmarin und Thymian. Nach dem dritten Jahr empfiehlt es sich, die Erde und Füllung komplett auszutauschen, damit die Starkzehrer für ihr neues erstes Jahr wieder kräftig gedeihen können.

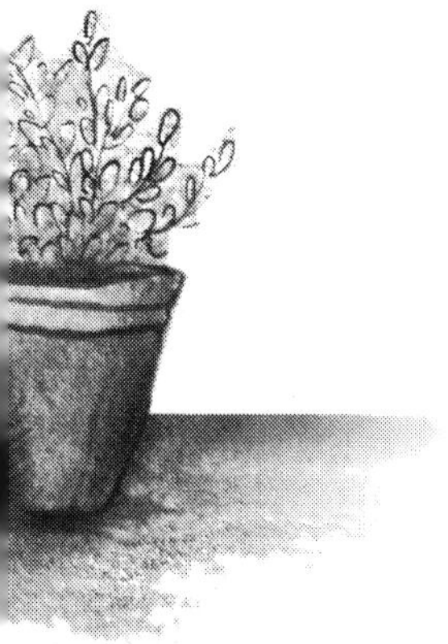

KAPITEL 5 GANZJÄHRIGER

HEILKRAUT	PFLANZMONAT	ERNTEMONAT
01 ALOE VERA	März	Ende August-September
02 AMPFER	März	Juni
03 ANIS	Februar	Juli
04 ARNIKA	April	August
05 BALDRIAN	März	Juni
06 BÄRLAUCH	September	ganzjährig
07 BASILIKUM	April	September
08 BOHNENKRAUT	April	Juli-August
09 EUKALYPTUS	Januar	April
10 FENCHEL	April	Mai-Oktober
11 FRAUENMANTEL	Oktober-Januar	August-September
12 GÄNSEDISTEL	März	September
13 HUFLATTICH	April-Mai	Mai-Juni
14 INGWER	Februar	Oktober
15 JOHANNISKRAUT	März	Mai-Oktober
16 KAKTUSFEIGE	März	drei Jahre nach der Bepflanzung
17 KAMILLE	März-Mai	Mai-Oktober
18 KARDAMOM	März	August-September
19 KERBEL	März-April	Mai-September
20 KÜMMEL	Ende März	Juli

PFLANZ- & ERNTEKALENDER

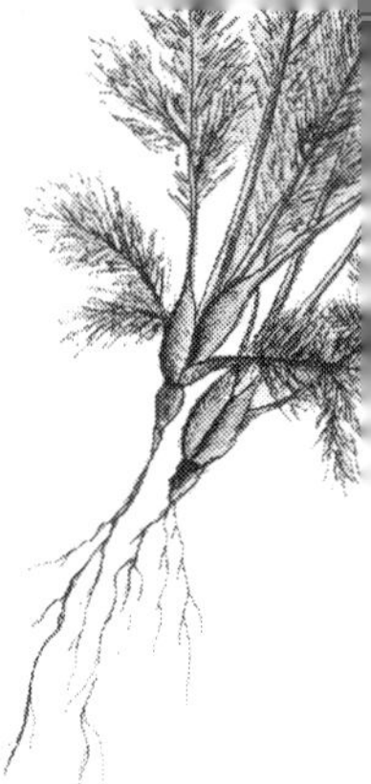

HEILKRAUT	PFLANZMONAT	ERNTEMONAT
21 LAVENDEL	Februar-März	Juni-September
22 LÖWENZAHN	März	August-September
23 MAJORAN	Mai-Juni	August
24 MINZE	März	Mai-September
25 NACHTKERZE	April	Juli-Oktober
26 OREGANO	April	ganzjährig
27 PIMENT	April	September-Oktober
28 RINGELBLUME	April	Juli-Oktober
29 RÖMISCHE KAMILLE	März-Mai	Mai-Oktober
30 ROSMARIN	März-April	Mai-Oktober
31 SALBEI	Februar	April-September
32 SCHAFGARBE	März	September
33 SCHLÜSSELBLUME	September	April
34 TAUSENDGÜLDENKRAUT	April	August-Oktober
35 THYMIAN	April-Juni	Mai-Oktober
36 VEILCHEN	Oktober-Dezember	März-Juni
37 WERMUT	März-Mai	Juni-September
38 ZIMT	Mai	Juli-August
39 ZITRONENMELISSE	April	Juni-September
40 ZITRONENVERBENE	Februar-März	ganzjährig

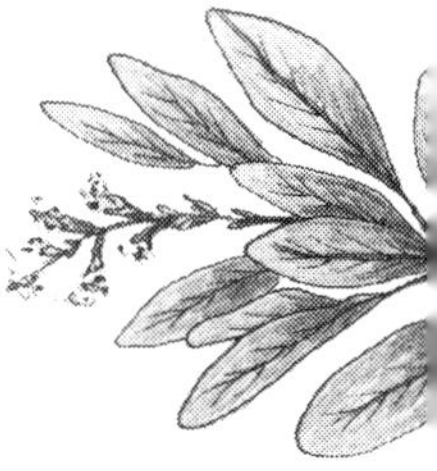

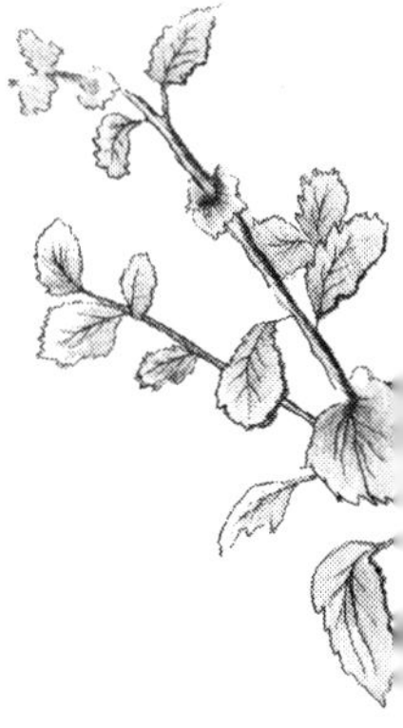

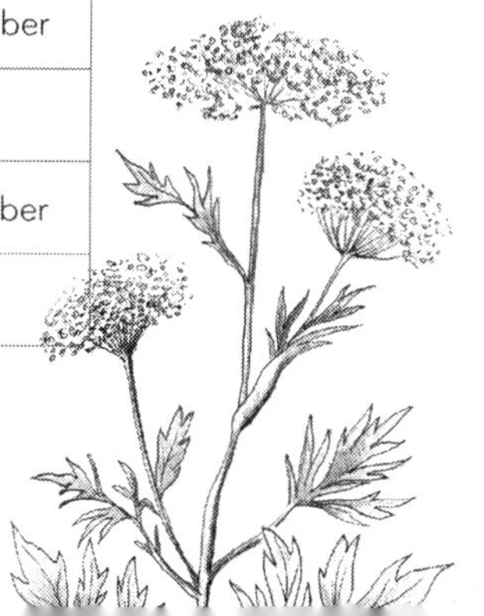

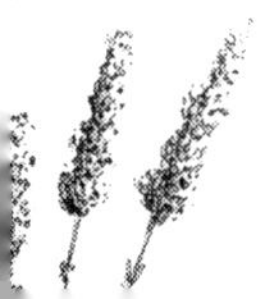

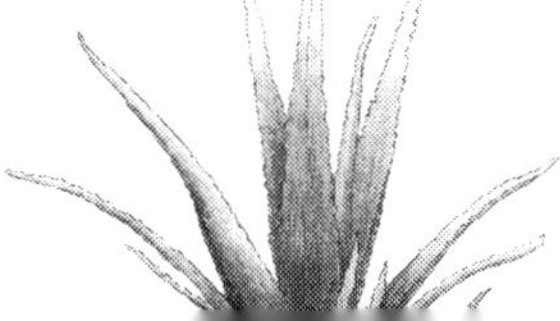

KAPITEL 6
DAS HOCHBEET AUF DEM BALKON

6.1. DEFINITION

Ein Hochbeet auf dem Balkon ist praktisch das gleiche wie ein Hochbeet im Garten, nur kleiner. Im Grunde können dort alle oben angesprochenen Heilkräuter angebaut werden, am gängigsten sind jedoch Küchenkräuter für den Balkon. Die Grundbedingungen sind die gleichen wie bei einem Hochbeet im Garten, auch was die Befüllung, den Anbau, die Ernte sowie das Gießen und Düngen betrifft. Allerdings ist die Wahl des Standortes eingeschränkt, sodass Sie darauf achten müssten, auf welcher Wetterseite und zu welcher Himmelsrichtung Ihr Balkon ausgerichtet ist. Es macht keinen Sinn, Kräuter anzupflanzen, die viel Sonne und Licht benötigen, wenn der Balkon zur Nordseite hin ausgerichtet ist. Gleiches gilt für Heilkräuter, die Schatten benötigen, aber ständig in der prallen Sonne stehen, weil der Balkon zur Südseite ausgerichtet ist. Das führt uns direkt zu nächsten Punkt.

6.2. PUNKTE, DIE ZU BEACHTEN SIND

Wie eben schon beim Standort besprochen, gibt es noch einige Kleinigkeiten, die beim Hochbeet auf einem Balkon zu beachten sind.

Zum einen ist es wichtig, dass der genaue Platz abgemessen wird, der wirklich voll und ganz für ein kleines Hochbeet oder mehrere kleine Hochbeete genutzt werden kann. Planen Sie, messen Sie und machen Sie notfalls eine Skizze, nicht, dass Sie sich später nicht mehr richtig auf dem Balkon bewegen können. Eventuell muss die Tragfähigkeit des Balkons mit einberechnet werden, denn mit der Befüllung kann auch ein kleines Hochbeet mitunter sehr schwer werden.

Beachten Sie bitte, dass durch das kleinere Beet nicht unzählig viele Kräuter in ein Hochbeet gepflanzt werden können. Je nachdem, wie viel Platz Sie auf dem Balkon zur Verfügung haben, passen eventuell nur maximal drei bis fünf Kräuter in ein Hochbeet. Entscheiden Sie sich für die wirklich für Sie wichtigen und interessantesten Heilkräuter.

Zu guter Letzt sollten Sie ein Hochbeet mit Füßen bevorzugen. Das ist nicht nur praktischer beim Hantieren, Pflanzen, Ernten und Umfüllen, sondern es gibt zusätzlichen Stauraum unter dem Beet frei für Gartenwerkzeuge oder eine Gießkanne. Der Platz auf dem Balkon sollte optimal für das Hochbeet genutzt werden.

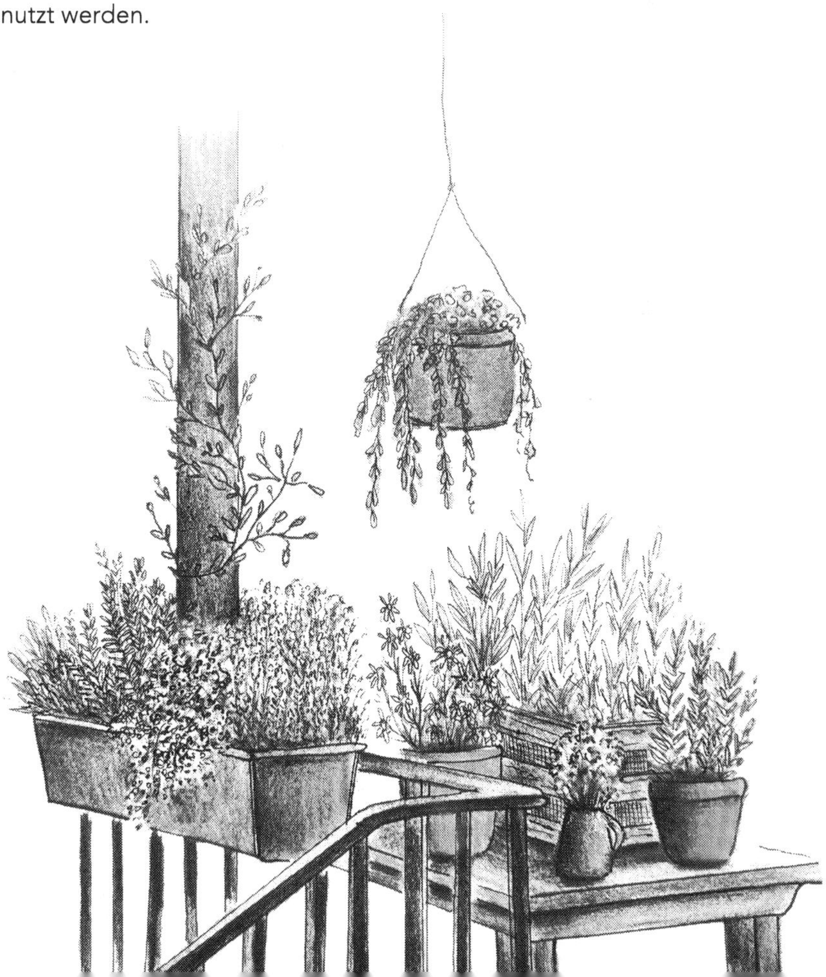

6.3. 10 KÜCHENKRÄUTER FÜR DAS HOCHBEET AUF DEM BALKON

Für das Hochbeet auf dem Balkon sind folgende Küchenkräuter geeignet (beachten Sie bitte die jeweiligen Standortbedingungen!!) –

- Basilikum, Kerbel, Kresse, Minze, Oregano, Rosmarin, Salbei, Schnittlauch, Thymian und Zitronenmelisse.
- Kresse benötigt einen Standort im Halbschatten mit lockerem und humusreichem Boden.
- Schnittlauch mag Sonne sowie Halbschatten und braucht einen humusreichen und lockeren Boden.

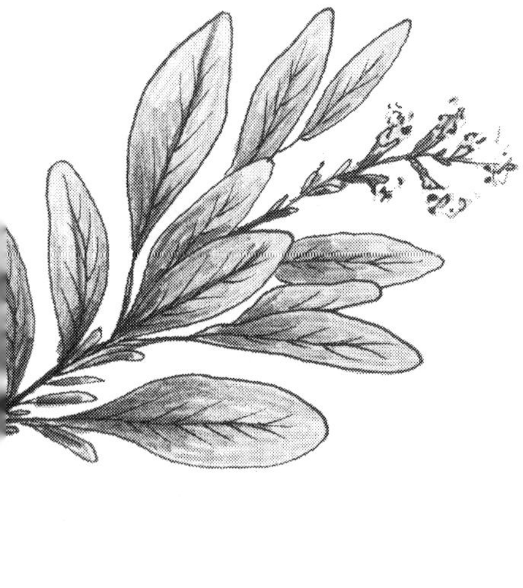

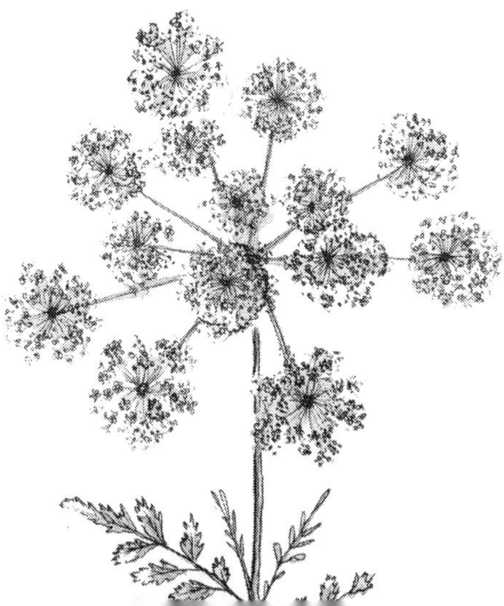

Nun sind wir am Ende dieses Buches angekommen und ich hoffe, Sie hatten viel Spaß und vor allen Dingen viel gelernt. Ich habe mir Mühe gegeben, die Themen für jeden verständlich und nachvollziehbar zu beschreiben. Sie verfügen nun über ein gutes Basiswissen bezüglich des Anbaus der gängigsten Heilkräuter in Hochbeeten sowie dessen Anwendung. Ich wünsche Ihnen gutes Gelingen, egal, für welche Kräuter Sie sich entscheiden und einen guten Appetit oder gute Besserung!

Ich möchte bei aller Sorgfalt, die ich beim Recherchieren und Erstellen des Buches gewahrt habe, darauf hinweisen, dass die Ratschläge für die Gesundheit lediglich Empfehlungen sind und keinesfalls den Gang zum Arzt ersetzen, wenn diese länger anhalten oder gar nicht aufhören. Dieses Buch ist kein ärztlicher Ersatz, sondern lediglich ein Ratgeber für den Alltag.

Ebenfalls darauf hinweisen möchte ich noch, dass immer, wenn vom Tee kochen die Rede ist, dass der Tee bitte stets abgedeckt zieht. Entweder mithilfe eines kleinen Tellers oder dem Teekannendeckel. So können sich die Inhaltsstoffe der Tees besser entfalten und verfliegen nicht in der Luft.

Sollte von Kraut in einer Anwendung die Rede sein, meine ich damit immer die Blätter. Das ist eine übliche Redewendung. Zum Beispiel das Kraut der Minze, dann sind damit die ihre Blätter gemeint.

ICH VERBLEIBE MIT LIEBEN GRÜSSEN UND VIELLEICHT LESEN WIR UNS JA MAL WIEDER!

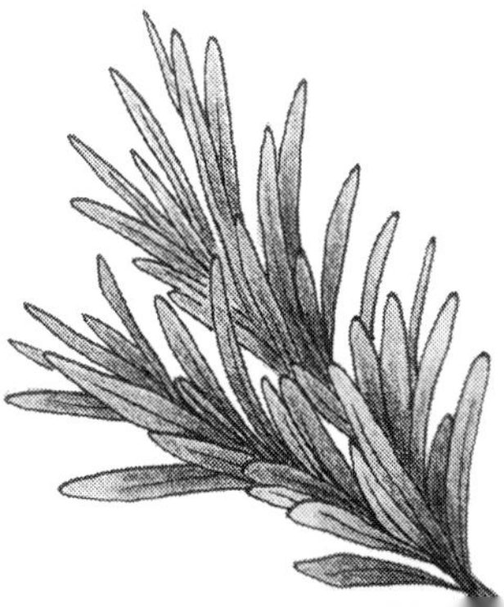

IMPRESSUM

Deutschsprachige Erstausgabe | Juni 2021

Elisabeth Thiele
c/o autorenglück.de
Franz-Mehring-Str. 15
01237 Dresden

Covergestaltung und Satz | Denise Gahn | denisegahn.com
Lektorat | Tina Müller | tina-mueller.com

1. Auflage

ISBN | 978-3-00-069106-5

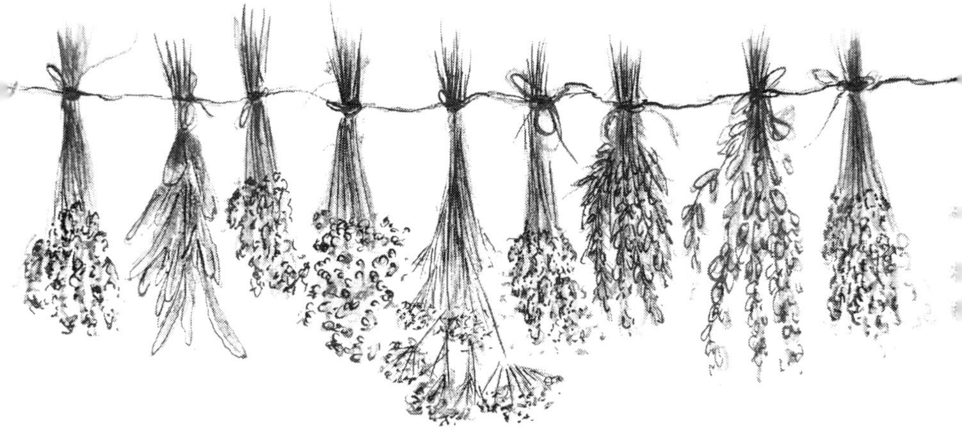

Für Fragen und Anregungen stehen wir Ihnen jederzeit zur Verfügung:

info@bx-verlag.com

Printed in Poland
by Amazon Fulfillment
Poland Sp. z o.o., Wrocław

12112794R00063